動画つきで一目でわかる

家庭の介護

からだをいたわる介護術

長谷川 陽介・山田 和 ［著］
やしのきリハビリ訪問看護ステーション

ask

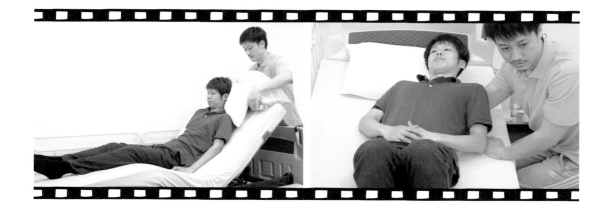

は　じ　め　に

みなさん、こんにちは！
やしのきリハビリ訪問看護ステーションの長谷川陽介です。

　私たち理学療法士は、常日頃、介護保険や医療保険の利用者様の介助を行っています。その中で、利用者様ご自身やご家族の方々、また、介助を行う専門職の方々の声を聞いています。
　この本はそのような方々の声から生まれました。

　どのような方針で制作していったかを説明します。

1. 突然、なんの知識も持たず介護（介助）を始めることになると、からだを痛めて介護（介助）ができなくなってしまう方も出てきます。そのような方々が出ないように、まず、介護（介助）をするときの基礎知識を身につけていただきたいと思いました。

2. 介護（介助）は介助する側の一方通行の動きではありません。1.で述べたように「基礎知識」を持つことも大切なのですが、私たちが普段ひとりで立ったり座ったりするときに、どのような原理をもとにその動きをしているのかを知る必要があります。介護（介助）はそのような「ひとりでする動きを補う」という考え方に基づいてなされます。

3. 介護（介助）する人は、知識を持ち、ひとりで行う動きを知り、そこで初めて介護（介助）される方の支援が可能になります。

このステップを、順番に踏んでいただきながら、介護（介助）に取り組んでいただきたいと思いました。

　これからどんどん高齢者人口が増えていきます。
　介護は他人事ではなく、みなさんそれぞれに関係する事柄になっていきます。
　そんな中で、無理なく、無駄なく、みなさんが介護（介助）を行えることを基本方針としてこの本は制作されました。

　この本のすべての動きは動画で見ることができます。
　どのような動きをしたらいいのかは、動画を参照しながら、実際にやってみてください。

　そして、からだと心をいたわりながら、一緒に介護をしていきましょう。

やしのきリハビリ訪問看護ステーション
理学療法士　長谷川 陽介（右）
理学療法士　山田 和（左）

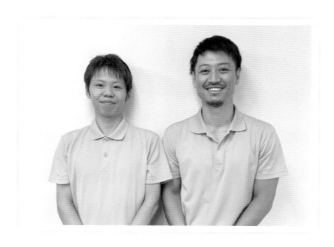

目次

Part 1 ボディメカニクスをフル活用する 知識 ‥10

Part 2 支持基底面と重心と立ち上がり 知識 ‥28

Part 3 ポジショニングを知る ‥40

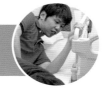
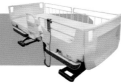
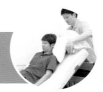
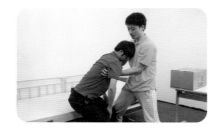

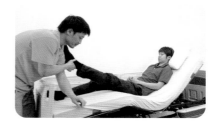

Part 11 転落した人をベッドや車いすに戻す … 118

Part 12 着替えを介助する … 130

Part 13 食事をするときの姿勢 … 158

この本の使い方とページの説明

この本は介護（介助）の技術を説明したもので、「本」と「動画」で構成されています。

左のQRコードから、動画を見ることができます。
ASK Online の利用者登録がお済みでない方は、
登録後に動画を見ることができます。

- 「本」の内容は、「知識」の部分と「介護技術の説明」で構成されています。
- 「知識」には「知識のマーク」がついています。
- 「介護技術の説明」は右のページのページ見本のように、介護の動作を写真で表しています。
- 写真で見るだけでは理解できないところは、動画を見て確認しましょう。
- 本の内容は「知識」から「技術」へつながっており、「技術」は比較的**容易なものから難しいものへ**と移っていきます。各パートの冒頭部分から読み進めていくと理解が深まります。

① タイトル
このページで説明される介助の内容

② ワンポイントレッスン
このパート全体に関わるミニ知識

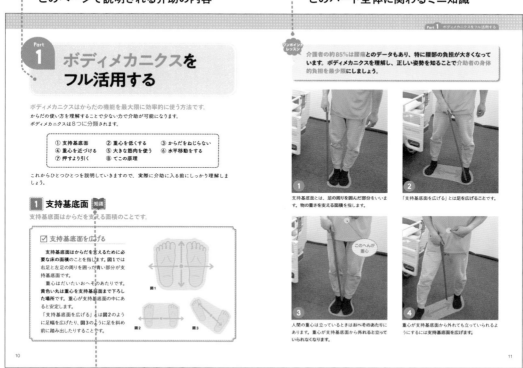

③ 知識の説明であることを示すアイコン

7 坂道での車いすの介助［上がる場合］

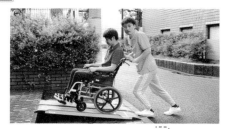

坂道は、車いすが後ろに落ちてくる可能性があるので、できるかぎり体重をかけて上るようにします。ブレーキをかけながら押すのもひとつの方法です。

4 介助の動作についての説明
注意する点については文字の色が変わっています

8 坂道での車いすの介助［下りる場合］

下りるときは、段差を下りるときと同じように、バックで垂直にゆっくり勢いがつかないようにブレーキをかけながら下ります。ブレーキは握るようにします。そうしないと車いすが傾くことがあります。

84

9 坂道での車いすの介助［悪い例］

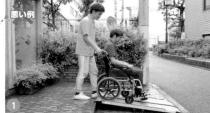

悪い例

坂道をバックではなく正面から下りてみます。

5 「悪い例」の写真
よく読んで同じ間違いをしないようにしましょう

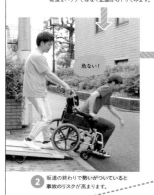

危ない！

2 坂道の終わりで勢いがついていると事故のリスクが高まります。

3 こんなふうに車いすから転落する可能性もありますので、必ずバックで下ります。

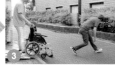

坂道で使用したスロープです。
玄関にスロープがない家で車いすを利用したいときに、段差にかけて使います。介護保険を利用してレンタルすることもできるので、ケアマネジャーに相談してみましょう。

85

6 使用した福祉用具とその説明
介護保険で借りることができるもの、できないものがあります

ボディメカニクスをフル活用する

ボディメカニクスはからだの機能を最大限に効率的に使う方法です。
からだの使い方を理解することで少ない力で介助が可能になります。
ボディメカニクスは**8つに分類**されます。

---

① **支持基底面**　　② **重心を低くする**　　③ **からだをねじらない**
④ **重心を近づける**　⑤ **大きな筋肉を使う**　⑥ **水平移動をする**
⑦ **押すより引く**　　⑧ **てこの原理**

これからひとつひとつを説明していきますので、実際に介助に入る前にしっかり理解しましょう。

1 支持基底面 知識

支持基底面はからだを支える面積のことです。

☑ 支持基底面を広げる

　　支持基底面はからだを支えるために必要な床の面積のことを指します。**図1**では右足と左足の周りを囲った青い部分が支持基底面です。

　　重心はだいたいおへそのあたりです。**黄色い丸は重心を支持基底面まで下ろした場所です。重心が支持基底面の中にあると安定します。**

　　「**支持基底面を広げる**」とは**図2**のように足幅を広げたり、**図3**のように足を斜め前に踏み出したりすることです。

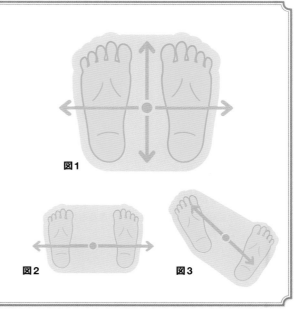

図1

図2　　　　図3

ワンポイント
レッスン

介護者の約85％は腰痛とのデータもあり、特に腰部の負担が大きくなって
います。ボディメカニクスを理解し、正しい姿勢を知ることで介助者の身体
的負担を最少限にしましょう。

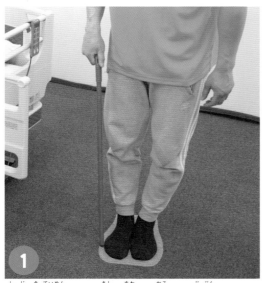

支持基底面とは、足の周りを囲んだ部分をいいます。物の重さを支える面積を指します。

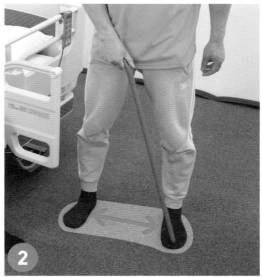

「支持基底面を広げる」とは足を広げることです。

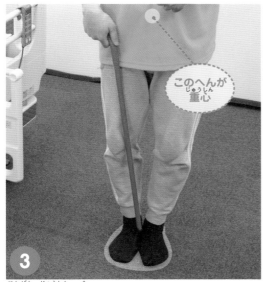

このへんが
重心

人間の重心は立っているときはおへそのあたりにあります。重心が支持基底面から外れると立っていられなくなります。

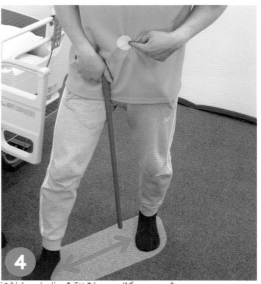

重心が支持基底面から外れても立っていられるようにするには支持基底面を広げます。

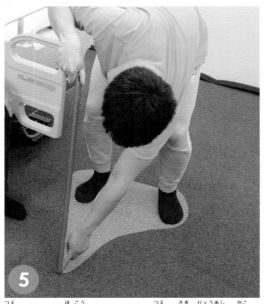

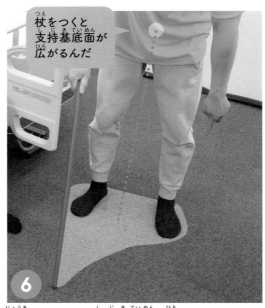

杖をつくと
支持基底面が
広がるんだ

5

杖をついて歩行するときは、杖の先と両足に囲まれた部分が支持基底面になります。

6

両足のときよりも支持基底面が広くなります。杖を使うと安定するのはそのためです。

7

立ち上がるときに足が閉じていると重心が支持基底面から外れやすくなるので、転倒しやすくなります。

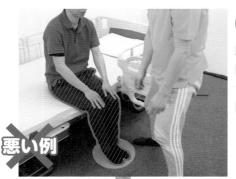

悪い例

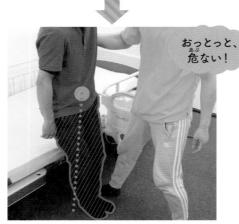

おっとっと、危ない！

それは足を広げすぎだね

悪い例

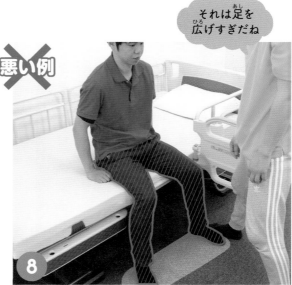

8

このように足を広げすぎるとかえって力が発揮しにくくなります。

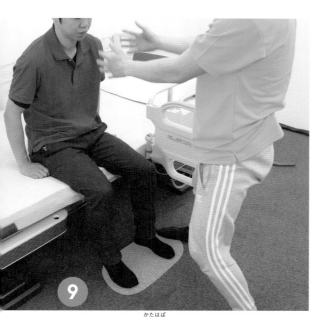

9 ちょうどいいのは肩幅くらいです。

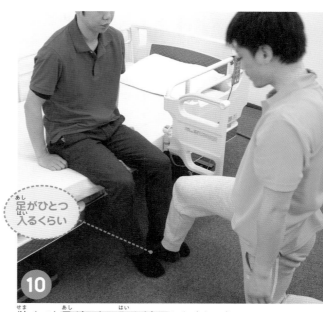

足がひとつ入るくらい

10 狭くても足がひとつ入るくらいにしましょう。

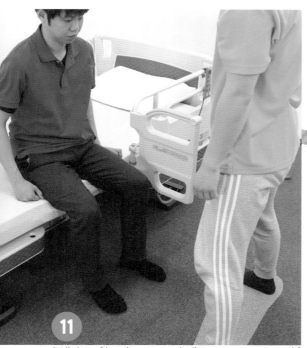

11 介助者は足を閉じたまま介助するとバランスを崩します。左右にだけではなく、前後にも足を広げましょう。

12 前後に広げると重心移動がスムーズにできます。

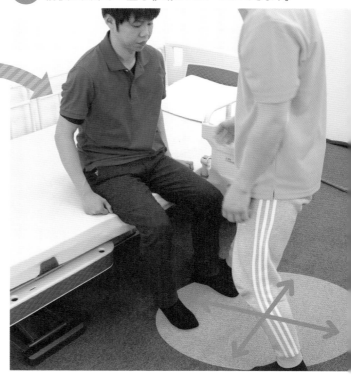

13

2 重心を低くする 📖知識

重心を低くするとからだが安定します。

> ☑ **重心とは**
> **重さが作用する点のことです**
>
> 人間の場合は自分の身長の55〜56%の高さのところに位置しています。
> **重心が低いほどからだは安定しています。**
> 重い荷物を持ち上げるときも**膝を曲げて、**からだを**安定**させて持ち上げます。

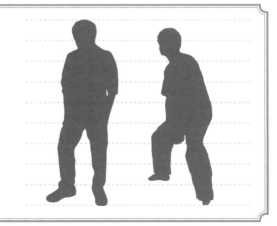

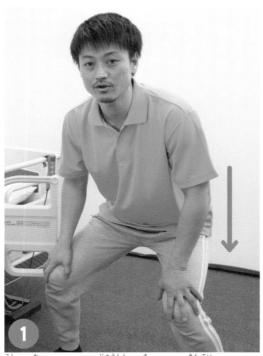

① 腰を落とすことで重心は下がって安定します。
足を広げて支持基底面を広げ、
膝や股関節を曲げて腰を落とします。

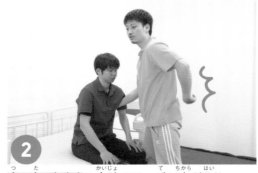

② 突っ立ったままの介助では、手に力が入り、腰への負担が大きくなります。

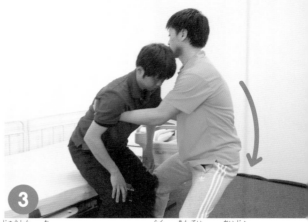

③ 重心を落とすことによって、楽に安定して介助ができます。

3 からだをねじらない 知識

**介助者も利用者様もからだをねじらない
ようにすると介助量が減ります。**

人は荷物を持つときに正面で持つほうが力が発揮されます。からだがねじれた状態で持つと力は発揮されません。

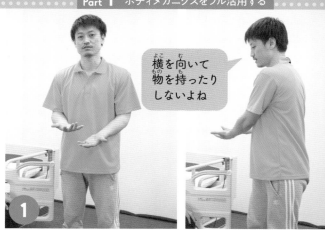

横を向いて
物を持ったり
しないよね

1

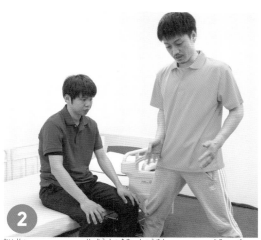

2

介助のときも、利用者様の正面ではなく横に立って介助しようとするとからだがねじれ、腰に負担がかかります。

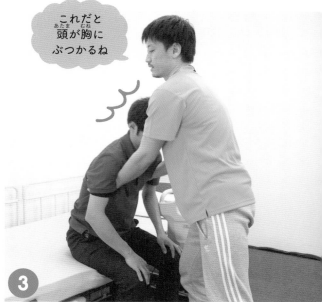

これだと
頭が胸に
ぶつかるね

3

できるだけ正面で介助するのがよいのですが、正面に入りすぎると立ち上がりの介助はかえって邪魔になります。

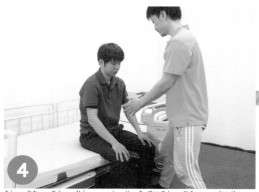

4

足を斜め前に開き、支持基底面を広げて介助すると前方のスペースを妨げません。

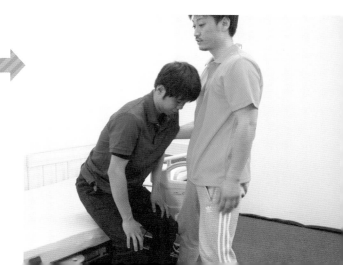

介助者だけでなく、利用者様のからだをねじらないことも大切です

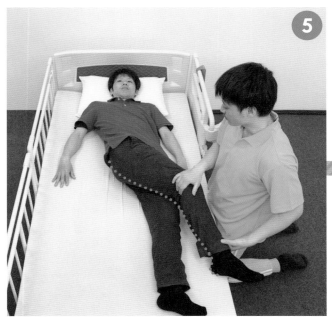

5 例えば、膝を伸ばしたまま寝返りをしようとすると腰がねじれます。

肩を介助する必要が出てきます。

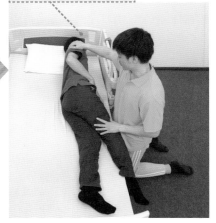

6 ひざを立ててみましょう。

このままひざを倒すと上半身もついてきます。

小さい力で動くよ

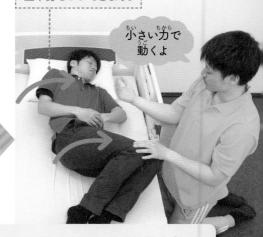

ワンポイントレッスン

からだをねじらないだけでなく、からだをコンパクトにまとめると介助量が減ります。寝返りをするときに膝を立てて行うのはそのためです。

4 重心を近づける 知識

重いものを持ち上げるときには、対象物にからだを近づけるほうが
力が発揮されます。

ここに重い荷物があります

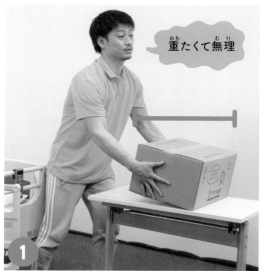

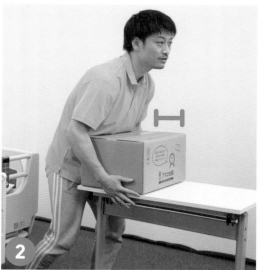

からだが遠いと手の力だけで持ち上げることになり、持ち上げることができません。

からだが荷物に近づくと、持ち上げやすくなります。

これを介助に応用します

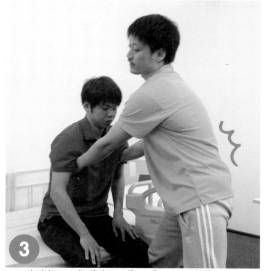

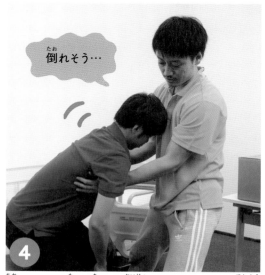

この写真では介助者は手を伸ばして介助しようとしています。腰にも負担がかかります。

近づかずに立ち上がり介助をしようとすると転倒のリスクが高くなります。

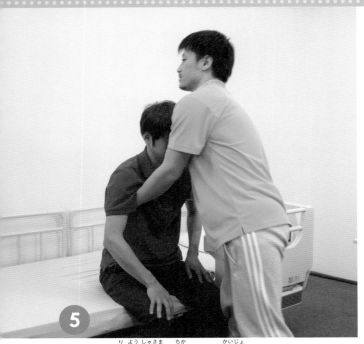

⑤

できるだけ利用者様に近づいて介助します。

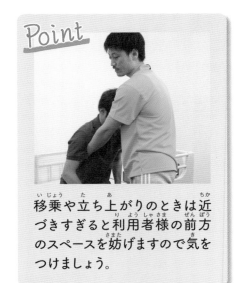

Point

移乗や立ち上がりのときは近づきすぎると利用者様の前方のスペースを妨げますので気をつけましょう。

5 大きな筋肉を使う 知識

小さい筋肉より大きい筋肉のほうが大きな力が出ます。

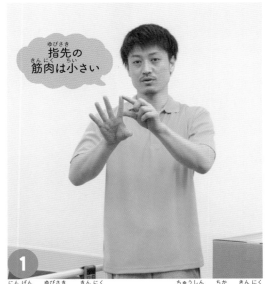

指先の筋肉は小さい

①

人間は指先の筋肉よりもからだの中心に近い筋肉のほうが大きくなります。筋肉が大きいとそれだけ出力が大きくなるので、大きな筋肉を使うことを意識しましょう。

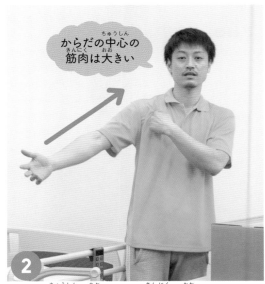

からだの中心の筋肉は大きい

②

からだの中心に近づくほど筋肉は大きくなります。対象物に近づくことで、大きな筋肉を使うことができます。

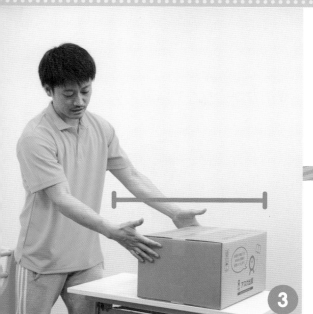

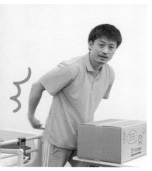

写真では対象物から離れているので、手を指先の力で持ち上げようとしています。このような姿勢で持ち上げると腰に負担がかかります。

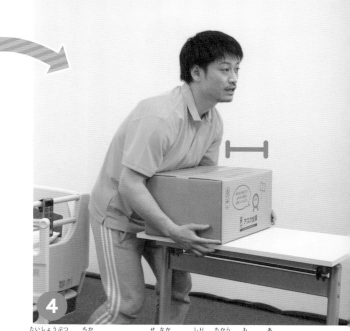

対象物に近づくことで背中やお尻の力で持ち上げることができます。

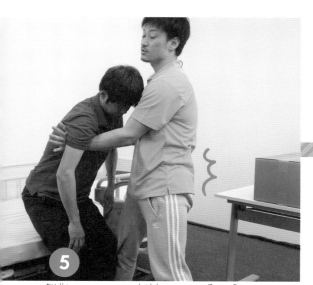

介助するときは、写真のように手を伸ばすだけで介助しないようにしましょう。腰を痛めます。

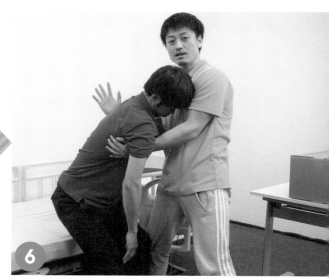

できるだけ近づいて介助をすれば、大きな筋肉が使えるので介助量が減ります。

6 水平移動をする 知識

対象物を持ち上げるよりも水平移動させるほうが力が少なくて済みます。

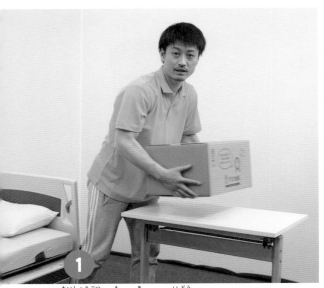

① 対象物を持ち上げて移動させるのは
大きな力が必要です。

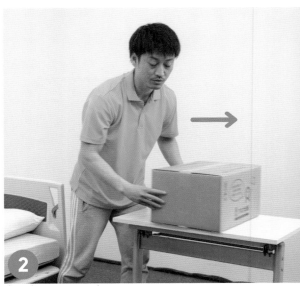

② 持ち上げるよりも押すほうが
小さな力で動かすことができます。

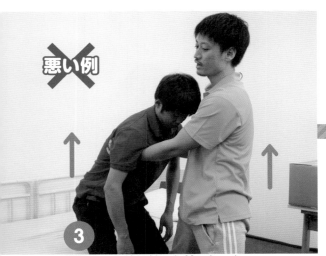

悪い例 ✕

③ 介助者は利用者様を真上に持ち上げてから
動かそうとしています。

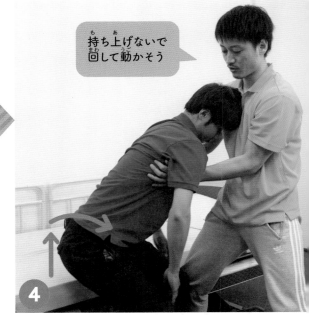

持ち上げないで
回して動かそう

④ 持ち上げるのではなく、お尻を少し浮かせて
回すという介助が望ましいです。

ベッドでの上方移動です

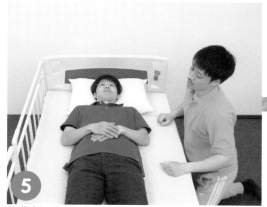

5 介助者がかがまずに
介助できる高さにベッドを上げます。

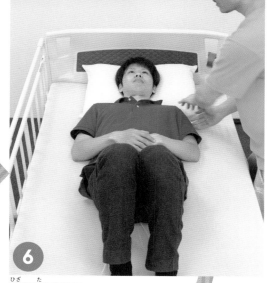

6 膝を立てます。

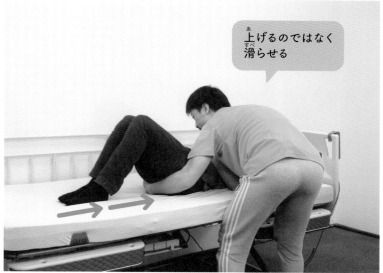

上げるのではなく
滑らせる

7 上に持ち上げようとしても
持ち上がりません。
ベッドの上のほうに滑らせる
ようにスライドさせます。

7 押すよりは引く 知識

**自分の体重を利用して引いたり
ぶらさがることによって
大きな力を生み出すことができます。**

人は押すのではなくて、引く方が力を発揮します。
ぶら下がると体重をフルにかけることができます。

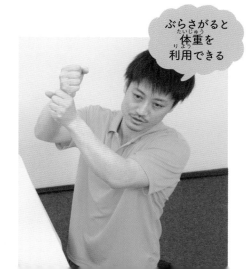

ぶらさがると
体重を
利用できる

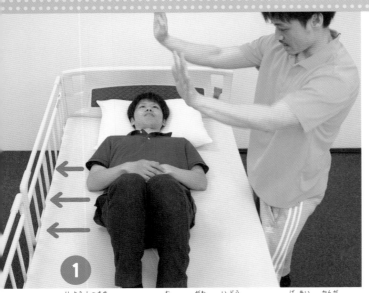

利用者様をベッドの向こう側に移動させたい場合を考えます。

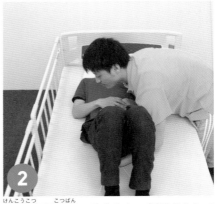

肩甲骨や骨盤に手を入れて押そうとしてもなかなか動きません。

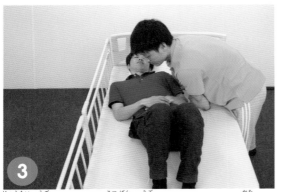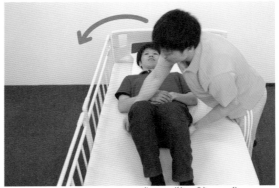

上体を動かしたり、骨盤を動かしたりなどやり方はありますが、できればベッドの向こう側に回って引いたほうが楽にできます。住宅の環境によっては向こう側にまわれない場合もあるので、そういう場合は水平移動の技術（59ページ）を利用します。

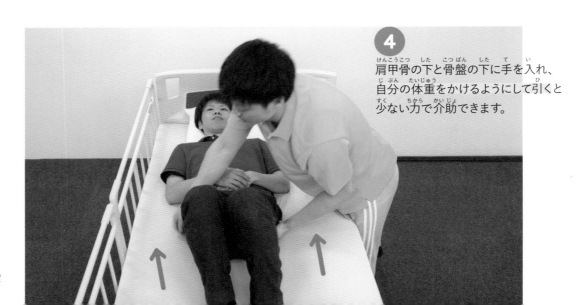

肩甲骨の下と骨盤の下に手を入れ、
自分の体重をかけるようにして引くと
少ない力で介助できます。

8 てこの原理 知識

小さな力で大きな力を生み出します。

てこの原理を起き上がりの介助で説明します

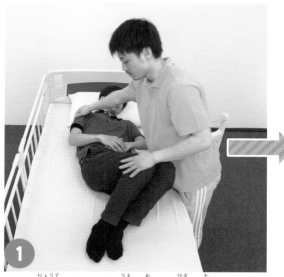

1 まず、両手はおなかの上に置いて膝を立てます。

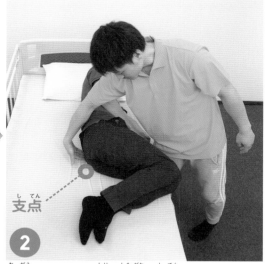

2 寝返ったあと、お尻の下側を支点とします。

支点

4 軽介助の方であれば
足に重さをかけるだけで、
からだが起き上がりやすくなります。
シーソーのように、足を下ろせば、
頭が上がってきます。

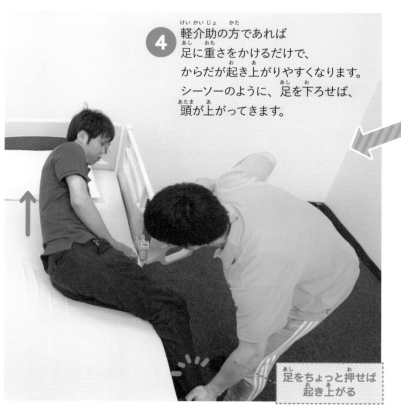

3 足をベッドの外に下ろします。

足をちょっと押せば
起き上がる

23

全介助というのは、生活や動作の大部分に介助が必要な場合を言います。
一部介助（軽介助）とは少し手を貸してあげれば生活できる人に対して使います。
半介助（中等度介助）とは一部介助よりもサポートが必要な場合を言います。
介助者のレベルにより軽介助と半介助の基準が変わることも。明確な指標はありません。

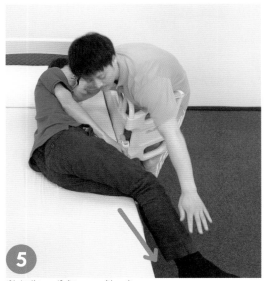

⑤

全介助の場合は、足を下ろして、
首の下に手を通します。

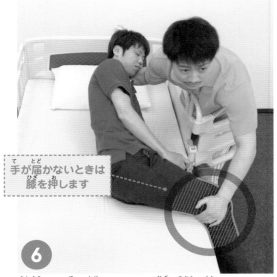

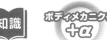
手が届かないときは
膝を押します

⑥

足先には手が届かないので膝に力を加えると、
右腕の持つ力は少なくてすみます。

⑨ 虫様筋握り 知識 ボディメカニクス ＋α

虫様筋握りとはてのひらの虫様筋を使ってソフトに握るやり方です。
介助するときには虫様筋握りのように広い面積で利用者に触ることを心がけます。

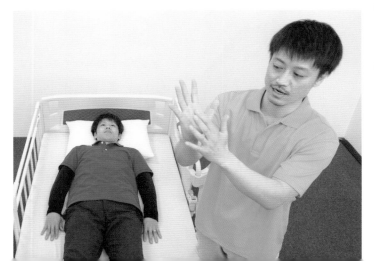

虫様筋握りは介助をする上で
大事な言葉ですので、
覚えておきましょう。
虫様筋という筋肉は
てのひらにある筋肉の名前です。

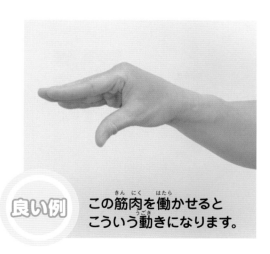

良い例 この筋肉を働かせると
こういう動きになります。

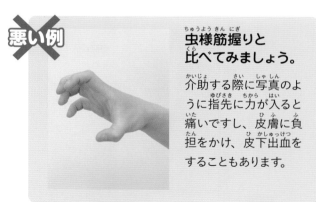

悪い例

虫様筋握りと
比べてみましょう。

介助する際に写真のよ
うに指先に力が入ると
痛いですし、皮膚に負
担をかけ、皮下出血を
することもあります。

◆ 小麦粉を使って虫様筋握りの実験をしてみます

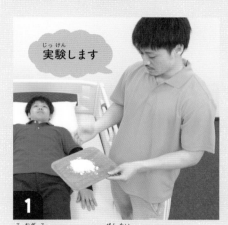

実験します

1 小麦粉をてのひら全体につけます。

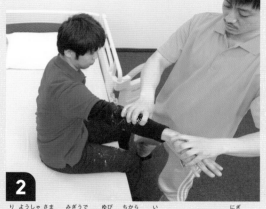

2 利用者様の右腕を指に力を入れてぎゅっと握って
みます。

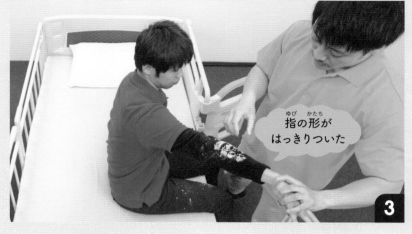

指の形が
はっきりついた

圧力が指先に
かかっている
のがわかります。

3

25

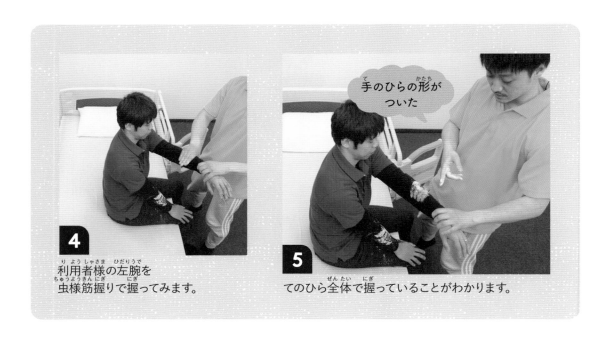

4 利用者様の左腕を
虫様筋握りで握ってみます。

5 てのひら全体で握っていることがわかります。

手のひらの形が
ついた

虫様筋で握ると触れる面積が広くなることによって
触られるほうはソフトに感じます。
指先よりもてのひらで、てのひらよりも手首で、手首よりも肘、肘よりも上腕を使います。
からだの中心に近づくほど、利用者様に触れる面積が大きくなり
ソフトタッチになります。

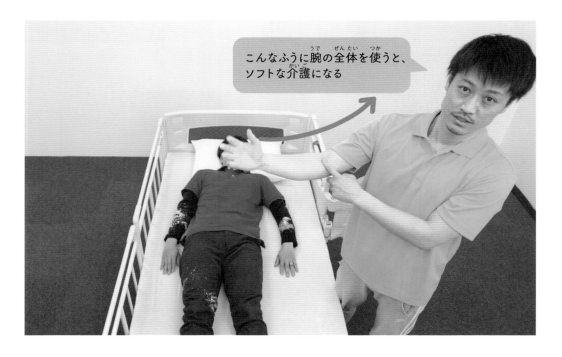

こんなふうに腕の全体を使うと、
ソフトな介護になる

起き上がりの介助をやってみましょう

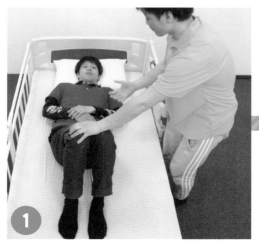

1 手をおなかに置き、膝を立てます。

介助者の両手が
虫様筋握りになって
いません。
利用者様は痛みを感じます。

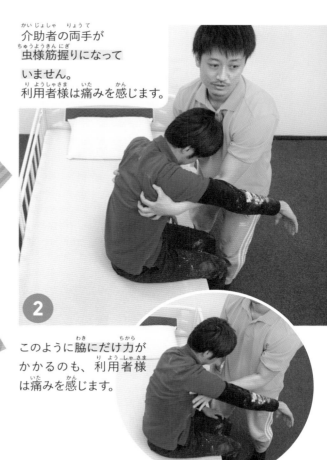

2

このように脇にだけ力が
かかるのも、利用者様
は痛みを感じます。

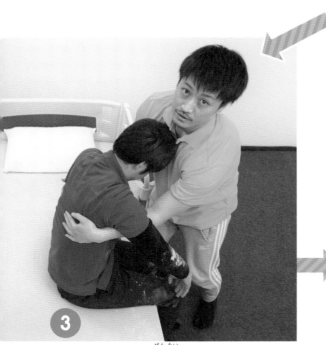

3 このようにてのひら全体でからだを
支えることを心がけます。

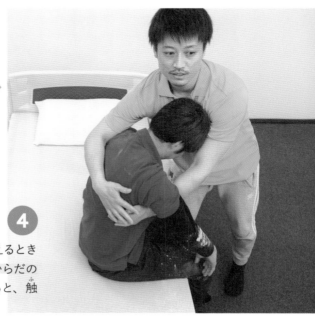

4

利用者様のからだをかかえるとき
は、できるだけ介助者のからだの
中心に近い部分から触れると、触
れる面積が広がります。

支持基底面と重心と立ち上がり

支持基底面と重心の関係を十分に知るために実験をしてみましょう。

1 タオルを使った支持基底面の実験 知識

ボディメカニクスを理解するために、タオルを使った実験をします

支持基底面が狭い状態で体を引っ張られたり、押されたりするとすぐに転倒するので、そこに注目します。

1 利用者は足を閉じて立ちます。

タオルを使って実験します

立ってるの無理

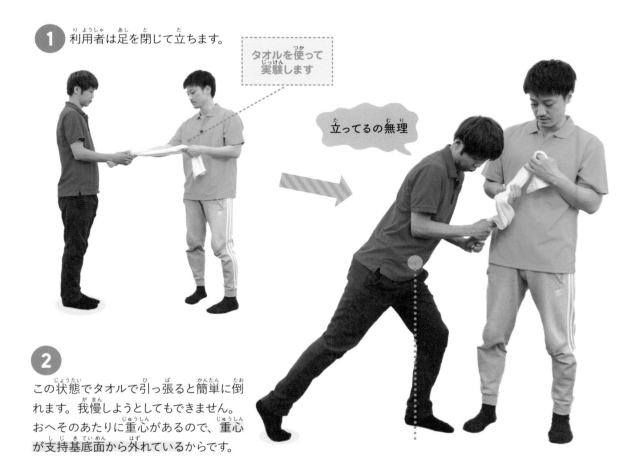

2 この状態でタオルで引っ張ると簡単に倒れます。我慢しようとしてもできません。おへそのあたりに重心があるので、重心が支持基底面から外れているからです。

③ 横向きもやってみます。

④ やはり倒れてしまいます。

立ってるの無理

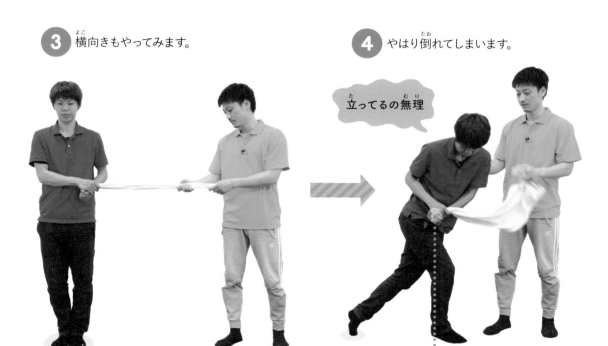

足を開いて支持基底面を広げます

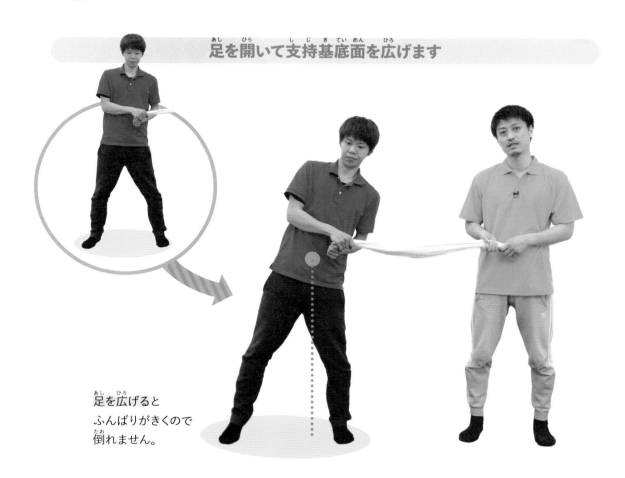

足を広げると
ふんばりがきくので
倒れません。

2 重心を低くする実験

重心を低くすることの説明をします

①
足を横に広げて膝と股関節を曲げて重心を低くします。この状態でひっぱってみます。

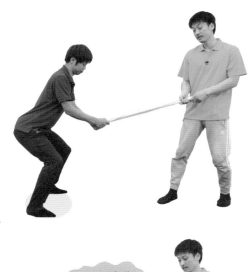

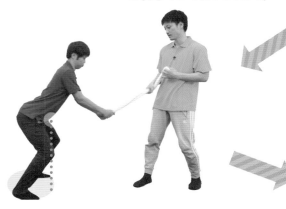

②
突っ立っているときよりもふんばりはききますが、重心が支持基底面の外に出そうになっています。

これも無理

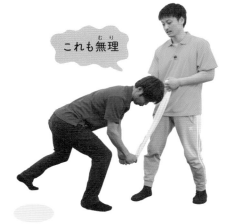

次に支持基底面を前後に広くとってみます

さきほどよりもふんばりがきいて、倒れません。

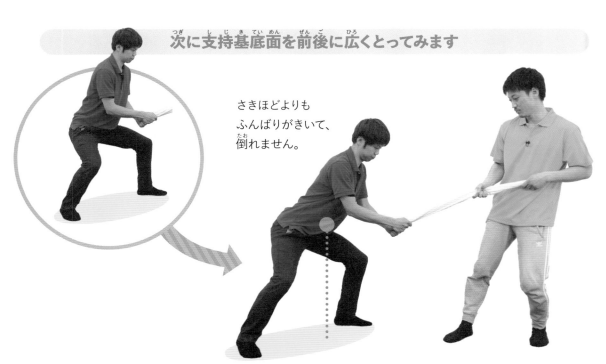

3 重心を近づける実験

重心を近づけることについて説明をします

1 足を閉じてまっすぐ立ち、
タオルを持っている手を伸ばします。

また倒れちゃった

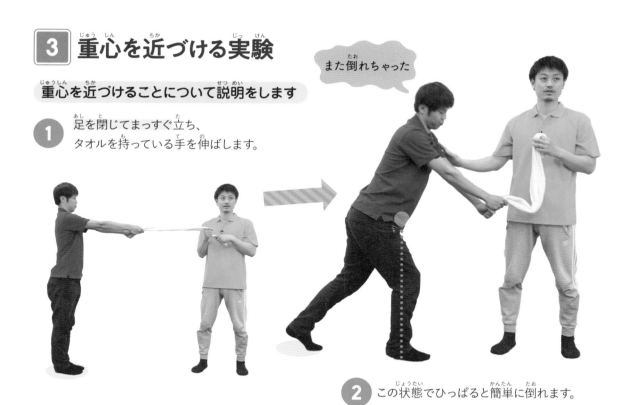

2 この状態でひっぱると簡単に倒れます。

次にタオルをつかんだ手をからだに近づけます

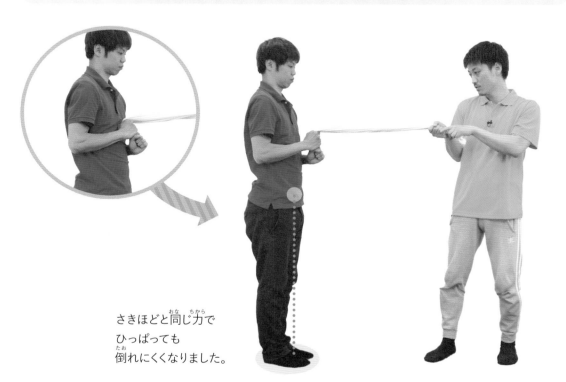

さきほどと同じ力で
ひっぱっても
倒れにくくなりました。

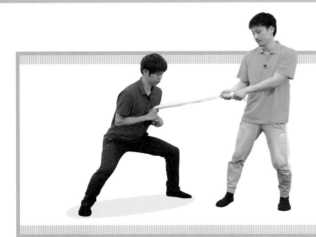

支持基底面を広げる、
重心を低くする、
重心をからだに近づけるを、
全部一緒にやってみます。
こうすると非常に倒れにくい
状態になります。

4 2つのポイントを意識する

**からだを近づけることと体重を利用すること、
この2つを意識して介助をします。**

Part1でボディメカニクスを8つ紹介してきましたが、すべて覚えておくのはたいへんかもしれません。

そんなときに最初に意識するのは、からだを近づけることと体重を利用するということです。

からだを近づけることによって大きな筋肉を使うことができ、重心が近づきます。これでボディメカニクスの2つを使います。

体重を利用することで、重心を落とすことができ、押すのではなく自分の体重を利用して引くことができます。

てこの原理でも紹介したように、利用者の足の重みを利用することによりてこの原理も入ります。

からだを近づけること、体重を利用することを意識するだけでボディメカニクスのうち5つが網羅されます。

5 重心と立ち上がりの説明

支持基底面と重心を意識しながら立ち上がりの動作を確認していきます。

支持基底面が広すぎても狭すぎても利用者様は不安を感じます。適切な支持基底面を理解しましょう。

加齢ともに重心が後方に移動する方が多くなります。立ち上がりの際は適切な支持基底面、足の位置、前方への重心移動を心がけましょう。一つでも欠けると立ち上がりがスムーズにいかないことがあります。

重心と立ち上がりの関係を説明をします

立っているときの支持基底面は足の外側を囲んだ部分です。重心はおへそのあたりです。

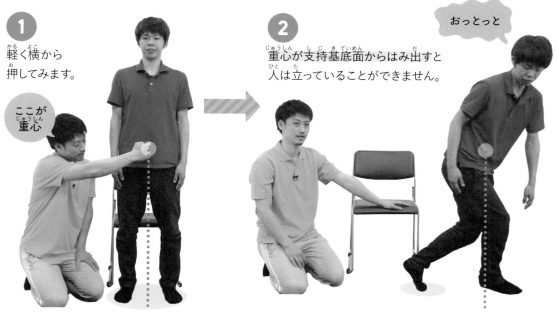

1 軽く横から押してみます。

ここが重心

2 重心が支持基底面からはみ出すと人は立っていることができません。

おっとっと

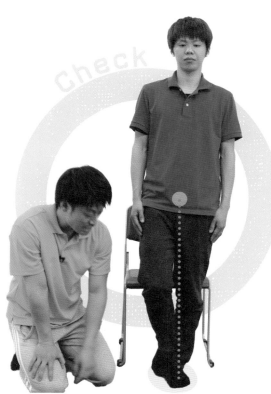

Check

片足で立っています
極端に支持基底面が
狭くなっていますが、
重心がちょうど支持基底面の上に
あるので立つことができています。

座っているときの重心も
おへそのあたりです。

立った状態では重心は左右の足の
支持基底面の上です。

支持基底面はいすと足を囲った部分です。

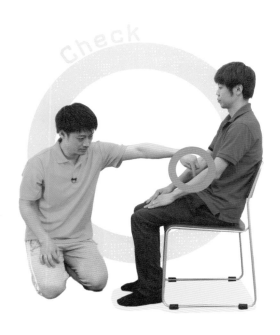

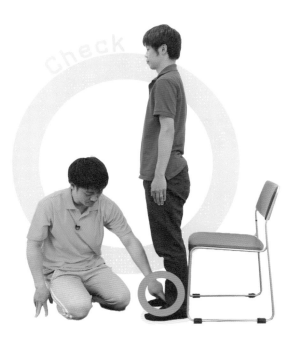

立ち上がるという動作は、おへそのあたりにある重心を
いすの上から両足の上に持ってくるということを意味します。

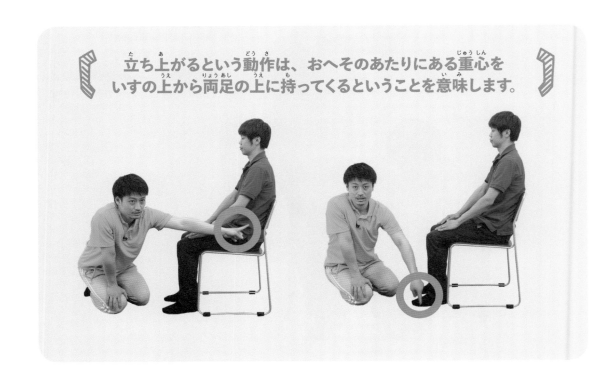

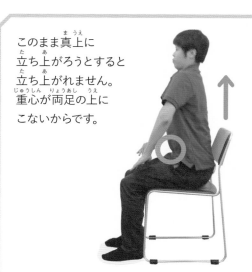

このまま真上に
立ち上がろうとすると
立ち上がれません。
重心が両足の上に
こないからです。

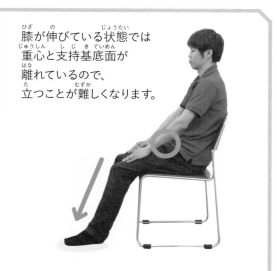

膝が伸びている状態では
重心と支持基底面が
離れているので、
立つことが難しくなります。

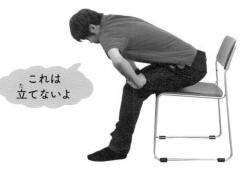

お辞儀を深くして筋力があれば
なんとか立てるかもしれません。

これは
立てないよ

1 膝を曲げてみます。

危ない！

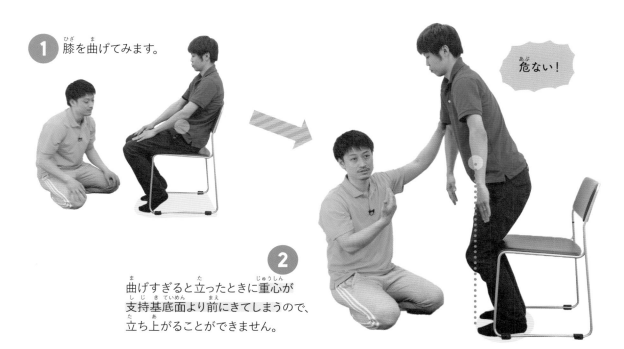

2

曲げすぎると立ったときに重心が
支持基底面より前にきてしまうので、
立ち上がることができません。

3 足の位置は立ったときに
重心がどこにくるかを考慮して決めます。
立ち上がるときに重心から支持基底面への
距離が短いと介助量が少なくなります。

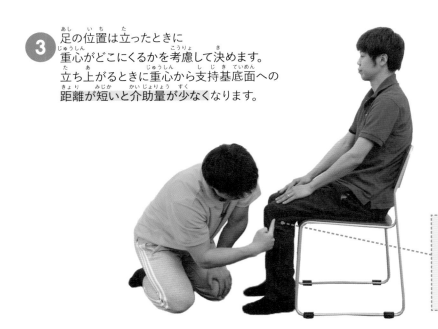

膝の角度は、
いすに座っているときには
膝が90度より少し
曲がっているくらいが
ちょうどよいです。

---

1 もうひとつの工夫としては、
少し膝を前に出すことによって
お尻を前に出します。
こうすると重心から足の距離が縮まり、
立ち上がりやすくなります。

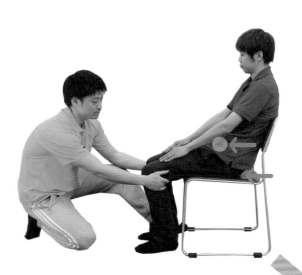

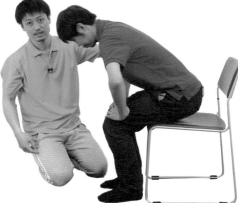

2 このあとおじぎをして
立ち上がります。

6 重心と座るときの説明

座るときはこのままどすんと座ってしまうと危険です。
このような座り方は腰の圧迫骨折の原因にも
なりますので気をつけてください。

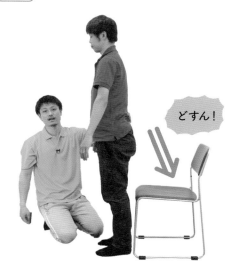

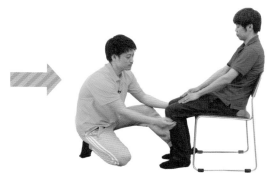

どすん！

---

❶ 座るときは支持基底面に
重心を残したまま
ゆっくり座ります。

❷ その工夫としては、
お辞儀をして
膝に手をつきます。

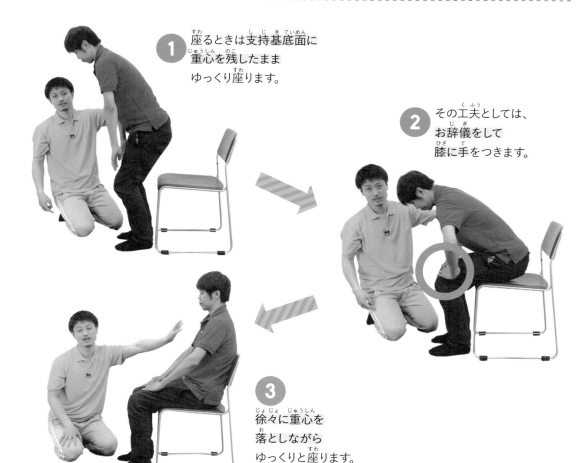

❸ 徐々に重心を
落としながら
ゆっくりと座ります。

7 立ち上がるときの工夫

立ち上がるときに、いすにクッションを敷いて
座面を少し高くすると立ち上がりやすくなります。
ベッドから立ち上がるときには、高さ調節のできる
ベッドであれば、立ち上がりやすい高さに調整します。
高すぎるとずり落ちや、転倒・転落のリスクに
つながります。
かかとが浮きすぎたり、逆に膝が伸びすぎたりする
高さは避けましょう。

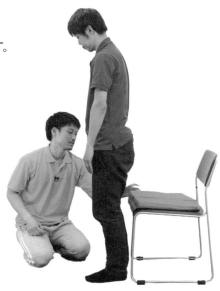

8 立ち上がりの介助

介助をするときは、支持基底面に重心を持ってくることを
イメージして行います。

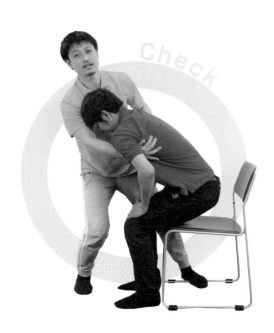

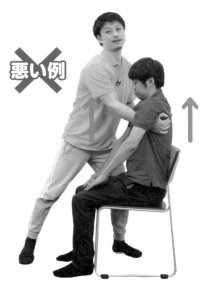

写真のように上方向に介助しても
立ち上がることはできません。

① 重心が足の上にくるように
前に誘導します。

② 介助量が多い場合は、
肩甲骨をしっかり把持します。

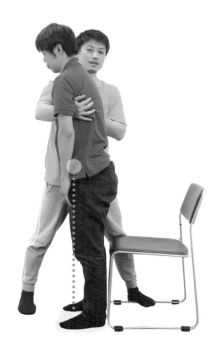

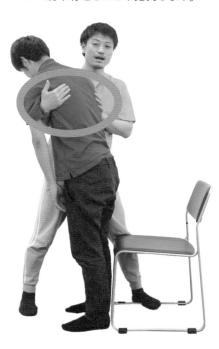

座るときもひとりで座るときの動作を介助するように、
ゆっくり座るようにします。

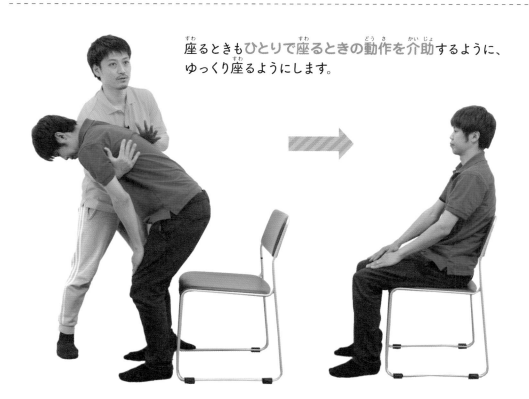

ポジショニングを知る

正しい姿勢を知らないとなにが異常かわかりません。
利用者それぞれの正しい姿勢を理解しましょう。

**ワンポイント
レッスン**

一方向からだけでなく、いろいろな方向から姿勢を確認します。
拘縮（関節が硬くなり動きが制限された状態）や麻痺の人などはそれぞれの
正しい姿勢があります。
その人のからだの状態を踏まえて正しい姿勢を見つけていきましょう。
また、褥瘡予防のポジショニングや体位変換は2時間に1回が推奨されて
います。

1 まっすぐの姿勢を作る

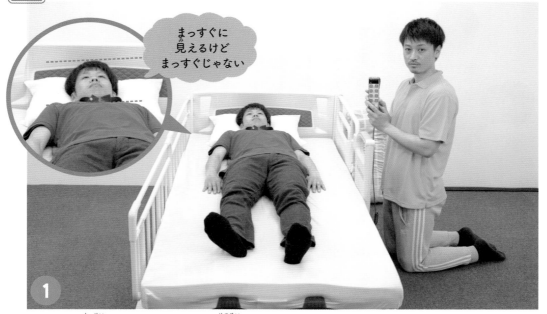

まっすぐに
見えるけど
まっすぐじゃない

①

まっすぐの姿勢がどのようなものかを説明します。
今、利用者様はまっすぐ寝ているように見えますが、実はそうではありません。

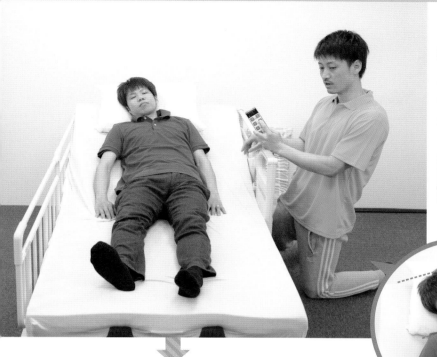

2

ベッドの頭側を少し上げてみます。すでに頭が傾いているのがわかります。
この状態で長時間過ごすと腰が痛くなったり、筋肉の緊張が高くなって拘縮が発生したり、褥瘡の原因になります。

頭が右に傾き、左肩が上がってしまっているのがわかります。

3

ベッドをフラットにして、からだをまっすぐに整えます。

4

チェックポイントは頭、頸部、肩、骨盤、足です。
今写真で見てわかるのは、頭が傾いていること、肩の位置が水平になっていないことです。

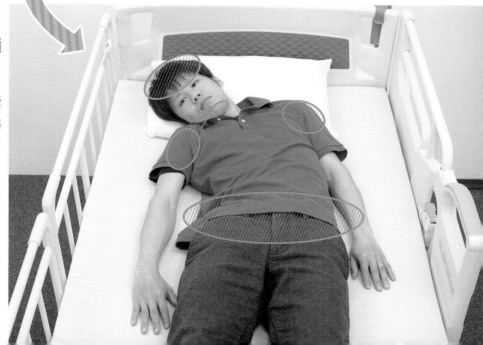

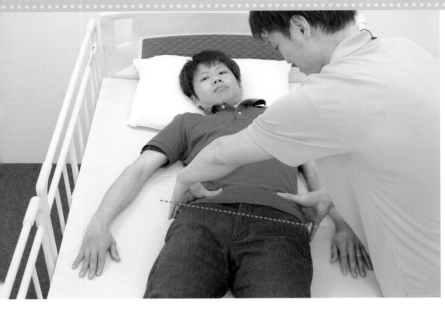

5

骨盤は、写真のように腰のところに手を当ててみてください。ここに腸骨のでっぱりがあります。今は指2本分くらい右のほうが上がっています。

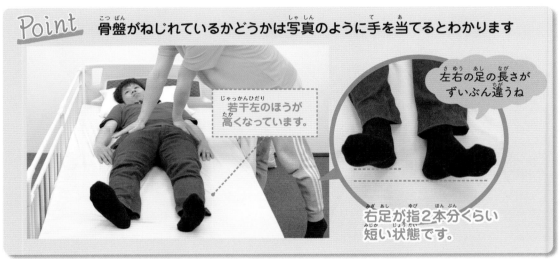

Point 骨盤がねじれているかどうかは写真のように手を当てるとわかります

若干左のほうが高くなっています。

左右の足の長さがずいぶん違うね

右足が指2本分くらい短い状態です。

6 まず、頭と頸部からまっすぐに直します。

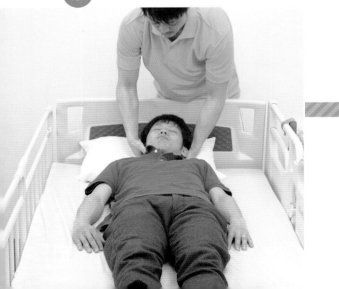

7 次に肩を直します。右が下がっているのでまっすぐにします。肩甲骨の下に手を入れて動かすと整えやすくなります。

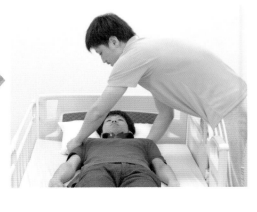

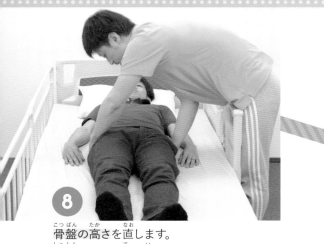

8

骨盤の高さを直します。
写真のように手を入れてまっすぐにします。

9 骨盤のずれは足を引っ張ることでも
直すことができます。

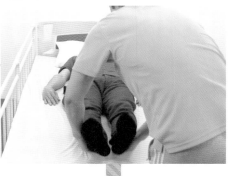

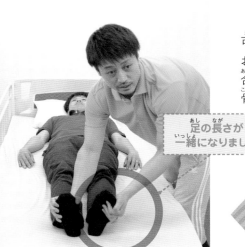

足の長さが
一緒になりました

10 可能であれば膝を立てて、
お尻を上げます。できない場
合は、手伝います。これでも
骨盤のずれは解消されます。

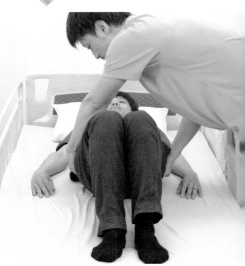

2 ギャッチアップで上げる

この状態で頭を上げてみます。
まっすぐに整えたので、頭を起こしても
全身がまっすぐになっています。
時間が経つとどちらかに傾いたり、
からだがねじれたりしてきますので、
時間をおいてチェックしましょう。

からだに拘縮があったり、
骨の変形があったりなどで
からだが傾いている方については
無理やりまっすぐにするのではなく、
その人のまっすぐの状態を知るようにします。

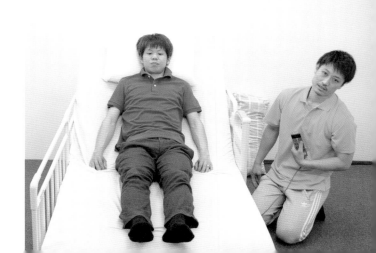

3 クッションで調整する

1

片麻痺で、膝が曲がって外に倒れていたり、手が曲がっていたりするケースもあります。

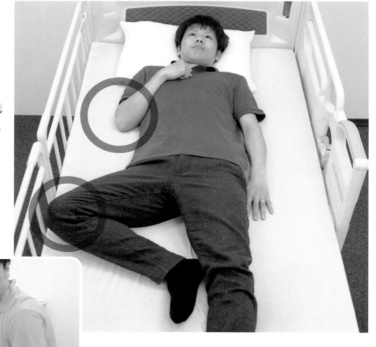

2

このようなケースでも可能な限りまっすぐにします。

クッションを入れてみる

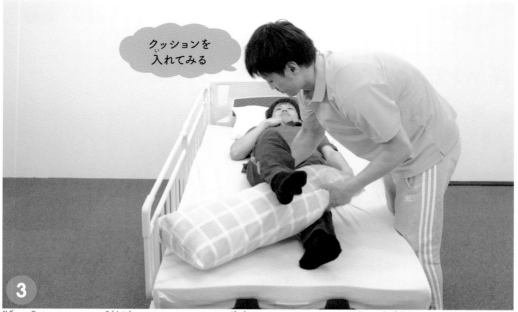

3

膝が伸びきらない、拘縮があるというような場合はクッションなどを使って調整します。

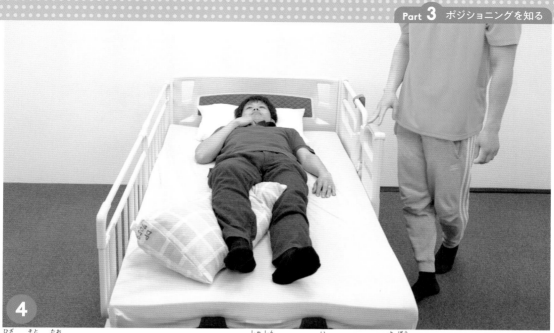

4

膝が外に倒れてしまうのであれば、クッションを写真のように入れることで予防できます。

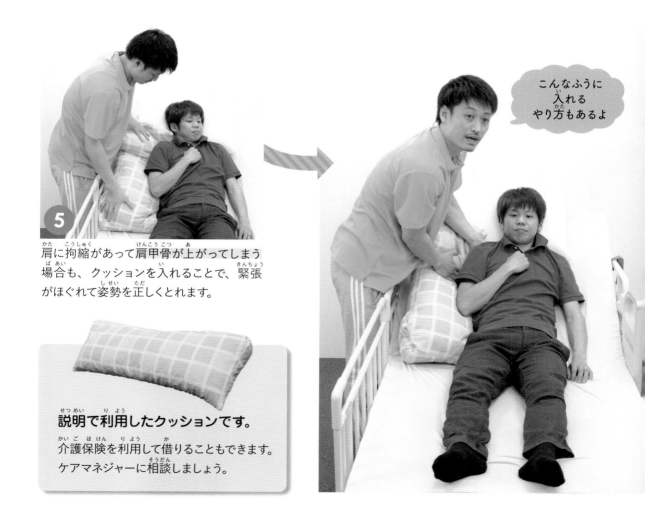

こんなふうに
入れる
やり方もあるよ

5

肩に拘縮があって肩甲骨が上がってしまう
場合も、クッションを入れることで、緊張
がほぐれて姿勢を正しくとれます。

説明で利用したクッションです。

介護保険を利用して借りることもできます。
ケアマネジャーに相談しましょう。

起き上がりの動作を介助する

起き上がりの介助は、ひとりで起き上がる動作を介助すると考えます。
ひとりで行う動作を手伝う、という考え方はどの介助にも共通します。

1 介助で起き上がる

まずひとりで起き上がる流れを確認しましょう

1 膝を立てて寝返ります。

2 この状態で左ひじに体重を乗せます。

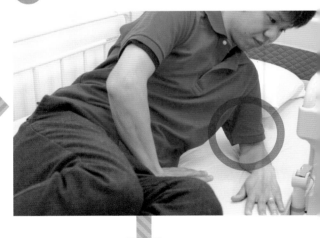

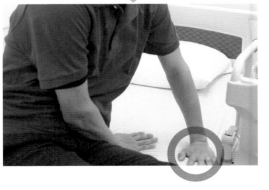

3 この後に足を下ろしながら、左手でぐっとベッドを押さえて起き上がります。右手も補助で使います。

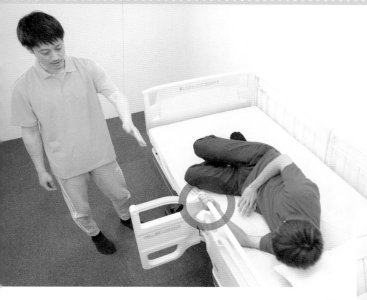

4

もう少し力を要する起き方と
してベッド柵を持ったまま起
きるやり方があります。
膝を立てて寝返ります。

けっこう
力がいる

5

このように起き上がると、左手に
かなりの筋力を必要とします。

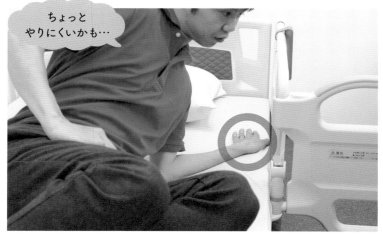

ちょっと
やりにくいかも…

6

そのほかに、頭側に手をついて
起き上がる方もいます。
起き上がるときに、左手とからだ
の距離が広くなり、力が必要と
なります。

7

起き上がるときの手のつき方をも
う一度見てみましょう。
この時、足を下ろしながら、ひ
じと手と大転子（大腿骨の上外
側にあるでっぱり）で三角形を
作るようにするとより少ない力
で起き上がることができます。

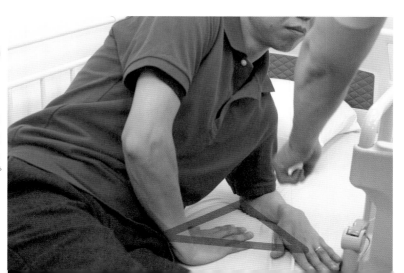

47

ひとりで起き上がる流れを阻害しないように、介助での起き上がりをやってみましょう

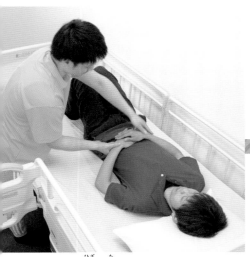

1 膝を立てて、
両手をおなかの上に置きます。

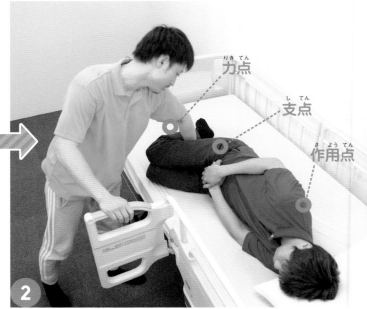

力点

支点

作用点

2 骨盤、肩甲骨に手を当てて寝返りを手伝い、
足をベッドの外に出します。

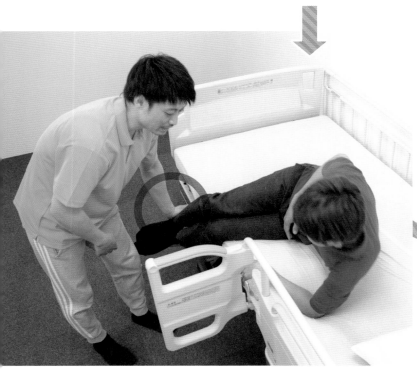

3

てこの原理を利用します。
一部介助の方は足に
少し力を加えるだけで
起き上がります。

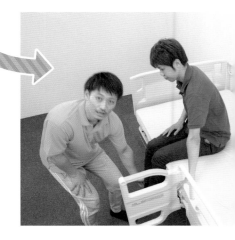

2 全介助の介助

全介助の場合を説明します

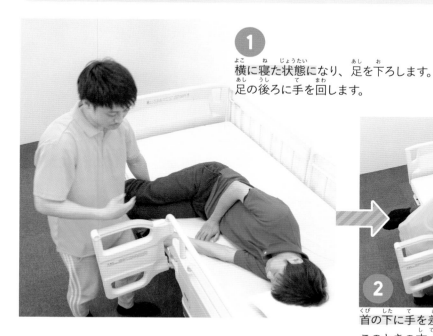

1
横に寝た状態になり、足を下ろします。
足の後ろに手を回します。

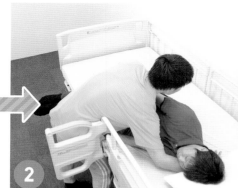

2
首の下に手を差し込み、起こします。
このときの支点はお尻の下のでっぱりに
なります。ここを意識しててこの原理や
遠心力を利用します。

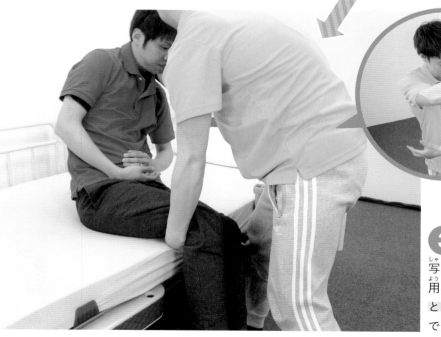

3
写真のように両手で利
用者を抱えて、**くるっ**
と回すようなイメージ
で介助します。

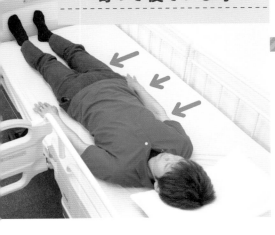

利用者様がベッドの端に寄って寝ている時

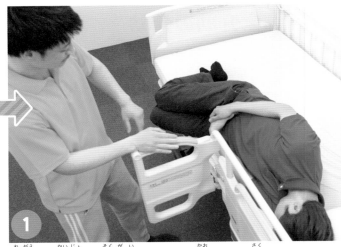

1 寝返りを介助して側臥位になると、顔はベッド柵につきそうになりますし、膝はすでにベッドから出ています。

2 この状態で起き上がろうとすると介助者が窮屈になります。
端に寄った状態で起き上がり介助をしないようにしましょう。

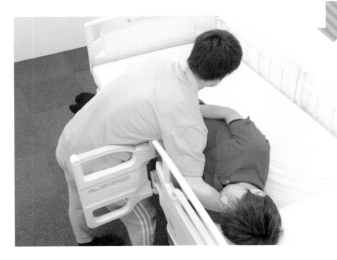

起き上がった後に浅く座ってベッドからずり落ちるリスクもあります

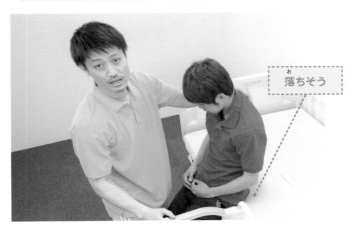

落ちそう

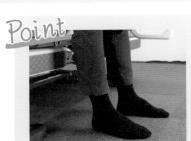

Point

ベッドの高さは上げすぎず、座った時に足が少しつくくらいの高さにします。

3 ギャッチアップを使った起き上がりの介助

足上げ機能と頭を上げる機能を使った起き上がり介助を説明します

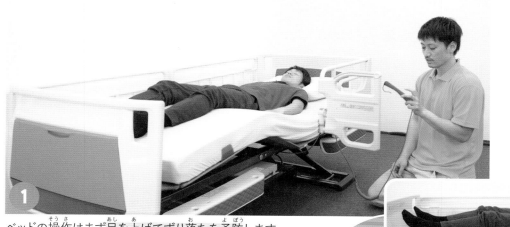

1 ベッドの操作はまず足を上げてずり落ちを予防します。

2 次に頭を上げます。

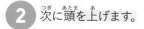

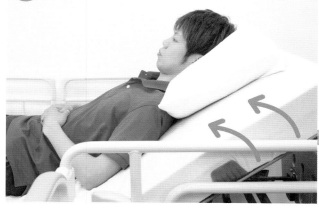

3 足が上がったまま起き上がると座った時に傾くので、今度は足を下げます。

4 この状態で介助をするとより少ない介助量で起き上がることができます。

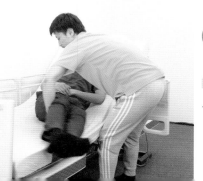

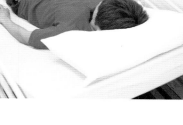

51

4 ギャッチアップを使った起き上がりの介助［応用編］

ギャッチアップを使った起き上がり介助の応用です

血圧の変動が大きい方などは、寝ている状態からいきなり起こすと起立性の低血圧で急に血圧が下がることがあります。
頭を先に上げるとからだがずれるので、足を先に上げていきます。
足を上げる前にまず血圧を測っておきましょう。

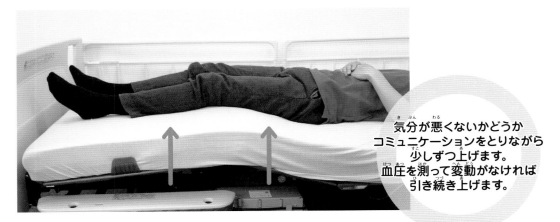

気分が悪くないかどうか
コミュニケーションをとりながら
少しずつ上げます。
血圧を測って変動がなければ
引き続き上げます。

家庭で手軽に使える血圧計を常備しておきましょう

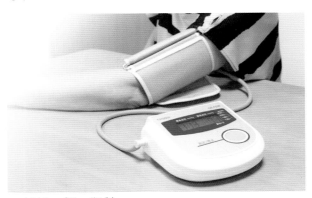

▲ 写真は腕で計測するタイプ
（手首で測るものもあります）

▲ 血圧手帳

血圧はできれば定期的に測定して血圧手帳に記録しておきましょう。自分のいつもの血圧がどのくらいかを知っておくのは大切なことです。

ワンポイントレッスン

起き上がりの際に、血圧変動、顔面蒼白、気分不良・全身倦怠感、動悸などの症状がみられたら頭のギャッチアップを使用している場合はギャッチアップを下げベッドに横になってもらい、足をギャッチアップしましょう。比較的、血圧が元に戻ってきやすくなります。

コミュニケーションをとり、
血圧を測ってみましょう。

もしも血圧が大きく変動した場合は、
頭側をフラットにして足を上げると
血圧が戻ってきやすくなります。

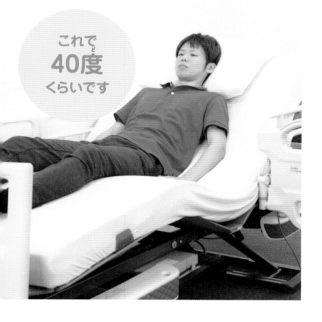

これで
40度
くらいです

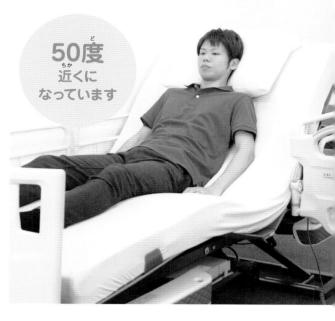

50度
近くに
なっています

血圧が安定していたら、頭側を上げた後に足を下げ、起き上がりの介助をします。

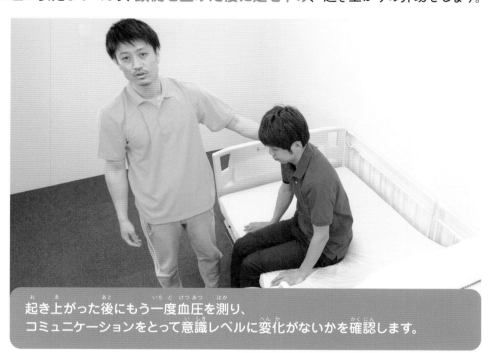

起き上がった後にもう一度血圧を測り、
コミュニケーションをとって意識レベルに変化がないかを確認します。

介護用ベッドとベッド上での水平移動と上方移動

介護用ベッドは介護保険でレンタルできます。
介護支援専門員（ケアマネジャー）に相談しましょう。

介護用ベッドの種類とベッド周りの物の名前

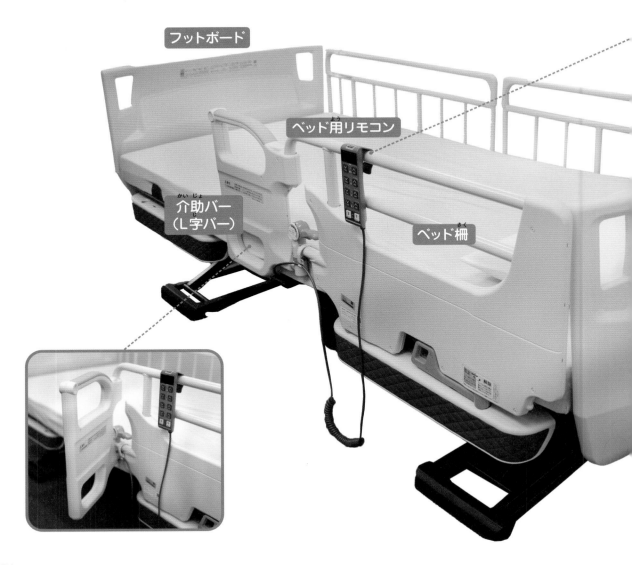

フットボード

ベッド用リモコン

介助バー
（L字バー）

ベッド柵

2モーターベッド

ベッドの高さ調節と頭を上げる機能があるタイプのベッドのこと。

3モーターベッド

2モーターベッドに足の高さ調節ができる機能がついているベッドのこと。

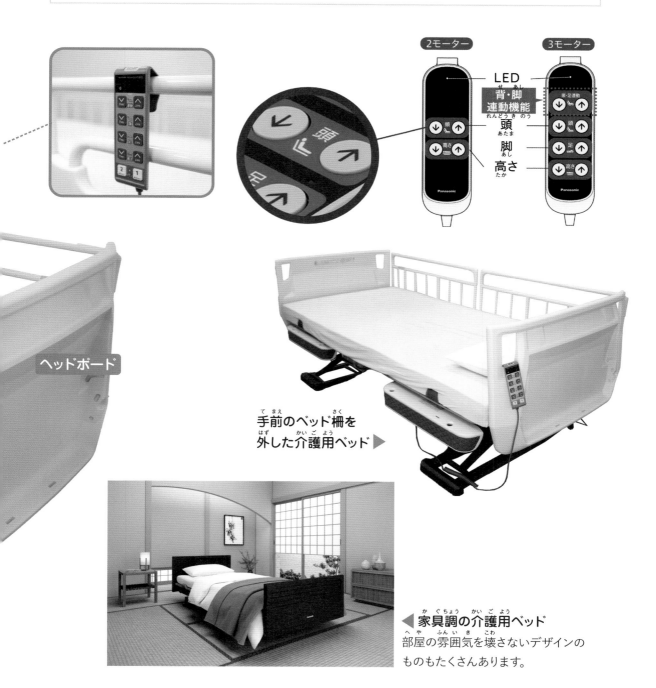

ヘッドボード

手前のベッド柵を
外した介護用ベッド▶

◀ 家具調の介護用ベッド
部屋の雰囲気を壊さないデザインの
ものもたくさんあります。

水平移動、上方移動は介助の基礎です。

はじめのころは、肩甲骨の下に手を入れる場所がちょっとずれたりするだけで、移動がスムーズにいきません。手を差し入れたときに一番重さが乗っているところが、移動しやすい場所だったりします。

それから、移動は天井の方向ではなく、水平方向に移動をしましょう。練習するときは軽い人ですると、コツがつかみやすくなります。

1 上方移動

上方移動、水平移動は**ベッドで正しい位置に寝ていただくための**技術です。
使うことも多い技術になりますので、しっかりマスターしましょう。

Point 上方移動は利用者様を上のほうに移動させ、正しい位置に戻す技術です。

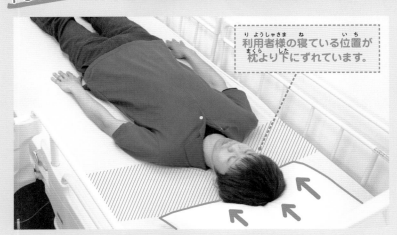

利用者様の寝ている位置が
枕より下にずれています。

さまざまな対策をしても写真のように下がってしまうことがありますので、その時は上方移動の技術を使って位置を直します。
ベッドは介助者の身長に合わせて腰の高さくらいまで上げると腰への負担が少なくなります。

1 ベッド柵は介助側を外すことで、覆いかぶさるような介助にならず、腰への負担は軽減されます。

ワンポイントレッスン

車いすからベッドに移動してきた時にはできるだけ頭側に座るとベッドの真ん中に寝ることができます。足側に座ったとしても頭側に座り直しましょう。

2 手はおなかの上に置き、膝を立てます。

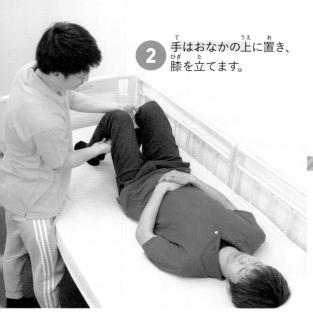

3 介助者の右手を差し込む側と反対側の肩甲骨まで入れます。前腕に肩甲骨が乗った状態になります。

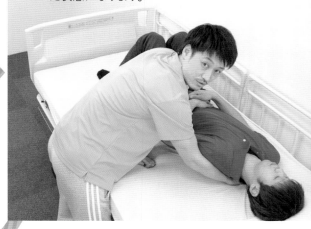

4 介助者の左手は骨盤の下に差し込み、骨盤を包み込むようにします。

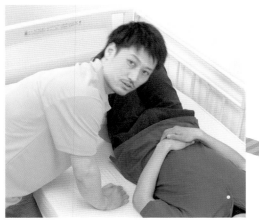

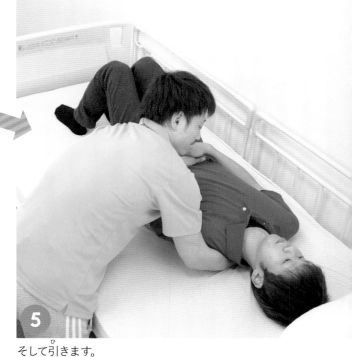

Point

こうすると安全

引く前に枕が邪魔になるので、ヘッドボードに立てておきます。こうしておくとベッドに頭を打つ心配がなくなります。

5 そして引きます。
ポイントはてこの原理を使うことです。ベッドフレームに介助者の膝を当てて、体重を後ろにかけます。
じわじわとではなく、一気に斜め上に引くような感じでやりましょう。

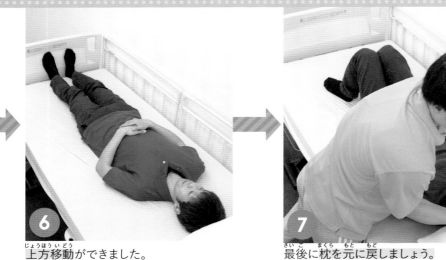

⑥ 上方移動ができました。

⑦ 最後に枕を元に戻しましょう。
斜め上に引きすぎて端に寄ってしまった場合は
水平移動の技術で利用者様を真ん中に移動させます。

2 ベッドに乗って行う上方移動

**1 の上方移動では
できない場合のやり方**

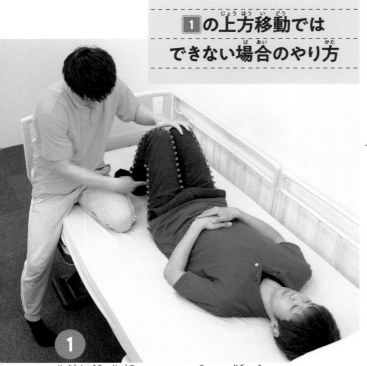

① 利用者様は両手をおなかに乗せ、膝を立てます。
枕もヘッドボードに立てておきましょう。
介助者は利用者様の立てた膝の下のスペースに自分の左膝
を入れます。

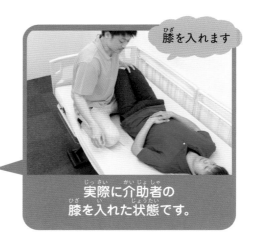

膝を入れます

実際に介助者の
膝を入れた状態です。

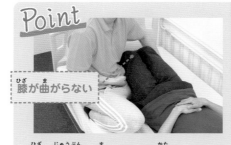

Point

膝が曲がらない

膝が十分に曲がらない方でもこのよう
に介助者の膝が入れば大丈夫です。

58

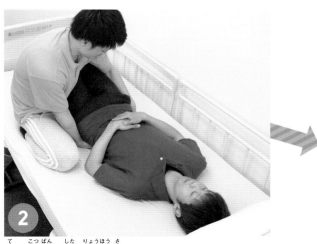

2

手を骨盤の下に両方差して、
体重を使って押します。

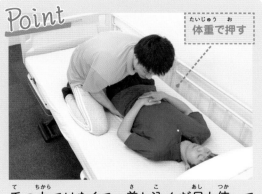

Point

体重で押す

手の力ではなくて、差し込んだ足も使って
押すというのがポイントです。

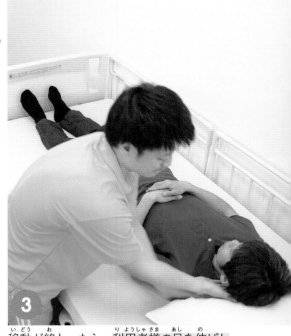

3

移動が終わったら、利用者様の足を伸ばし、
枕を頭の下に差し込んで終了です。

---

3 水平移動 引くやり方

ベッドの端に寝ている
利用者様を真ん中にする
水平移動の技術の
説明をします。

車いすからベッドの移乗したときに、
端に寝てしまうことがあります。
そのようなときに使う技術です。

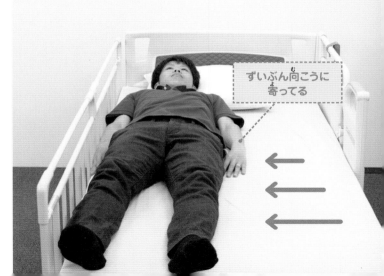

ずいぶん向こうに
寄ってる

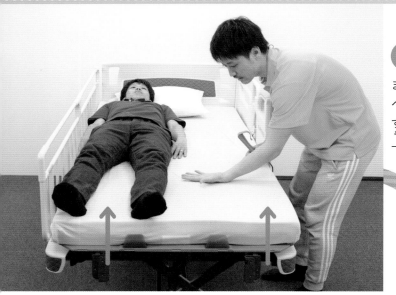

1 まずベッドの高さを上げます。
ベッドが低いままだと腰に負担がかかります。身長にもよりますが、腰のあたりまで上げましょう。

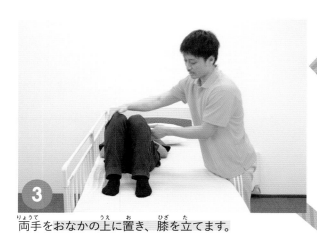

2 ベッド柵を外します。
ベッド柵があると、柵を乗り越えての介助になるので、腰に負担がかかります。

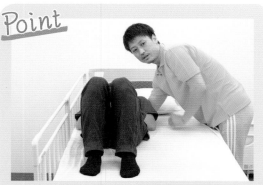

3 両手をおなかの上に置き、膝を立てます。

Point

からだの重たいところは骨盤と肩甲骨と2か所です。
この2点を動かすことがポイントです。

4 てこの原理を利用します。
支点は介助者の膝になります。
膝をベッドフレームに当てます。

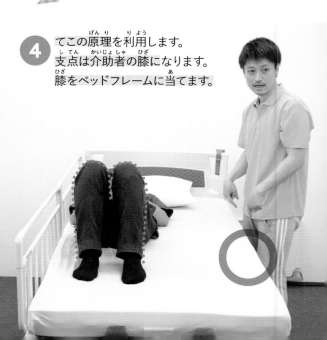

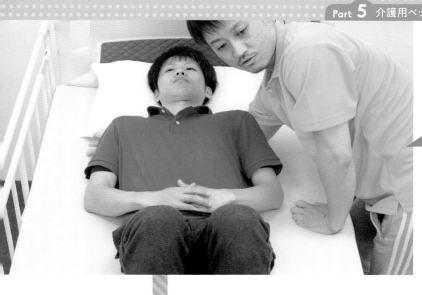

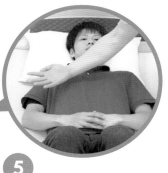

5 肩甲骨の下に前腕が全部入るくらいまで手を差し込みます。

6 骨盤には下から入れるのは難しいので、お尻のほうから差し込むようにします。

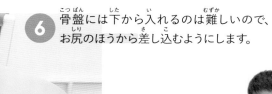

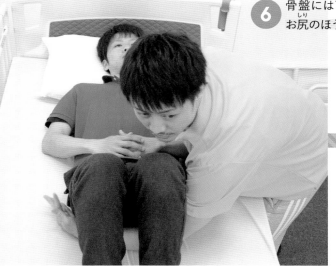

支点は膝

7 膝を支点にして、体重を利用して後ろに引くと動かすことができます。

8 正しい位置に寝ることができました。

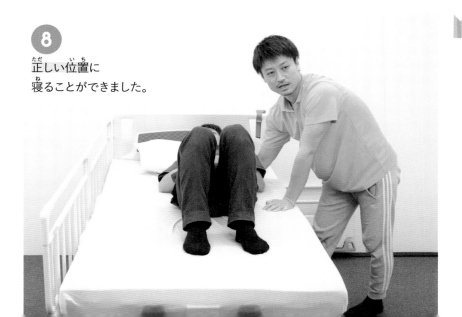

◆ **肩甲骨と骨盤を別々に動かすやり方もあります** ◆

上と下、別々でもできるよ

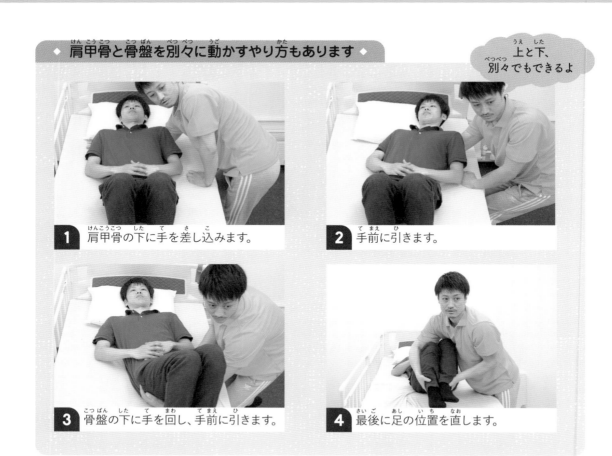

1 肩甲骨の下に手を差し込みます。

2 手前に引きます。

3 骨盤の下に手を回し、手前に引きます。

4 最後に足の位置を直します。

---

4 水平移動 押すやり方

ベッドの端に寝ている利用者を
反対側に向けて押すやり方

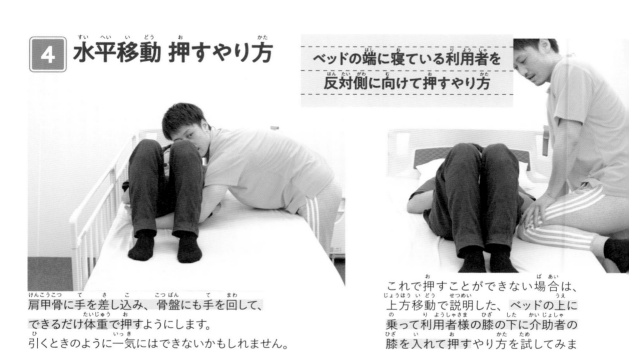

肩甲骨に手を差し込み、骨盤にも手を回して、
できるだけ体重で押すようにします。
引くときのように一気にはできないかもしれません。
そのときは少しずつ動かします。

これで押すことができない場合は、
上方移動で説明した、ベッドの上に
乗って利用者様の膝の下に介助者の
膝を入れて押すやり方を試してみま
しょう。（58ページ参照）

5 側臥位の水平移動

側臥位の水平移動を紹介します

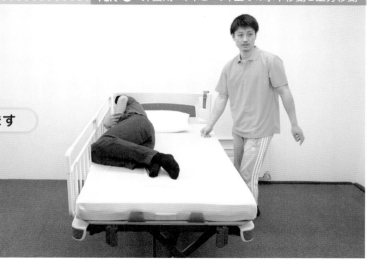

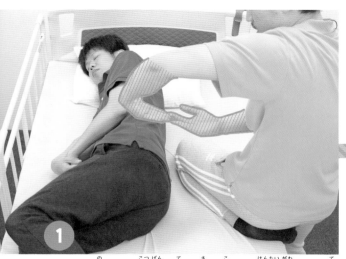

1 ベッドに乗って、骨盤に手を差し込み、反対側からも手を差し込みます。下で手がつながるような感じです。

Point

この時の注意点は、次に上を向くときに反対側の端に寄ってしまいます。そのときは水平移動の技術を使って、真ん中に移動します。

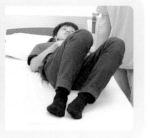

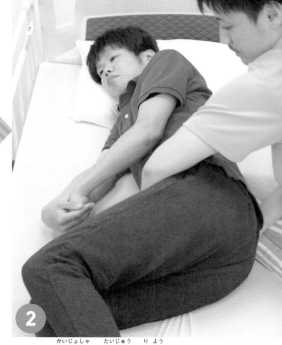

2 このまま介助者の体重を利用して後ろに引くと動かすことができます。

ワンポイントレッスン
褥瘡や、ベッドからの転落、ベッド柵に手を挟むなどの事故も防ぐことができるので、真ん中にまっすぐに寝ることを意識してください。

Part 6

介護用ベッドの正しい使い方と背抜きのテクニック

介護用ベッドは、血圧変動が大きな方や起き上がりの介助量が多い方（おむつを必要とする方、立てない方、移乗に介助が必要な方等）にとってとても役立つ福祉用具です。

1 介護用ベッドの説明

介護用ベッドの説明をします

介護用ベッドには1モーター、2モーター、3モーターという種類があります。

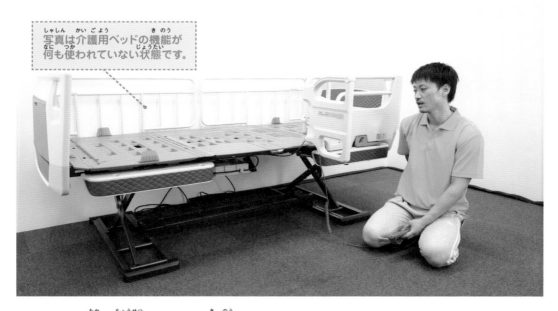

写真は介護用ベッドの機能が何も使われていない状態です。

❶ベッドの高さ調節ができる機能、
❷頭側が上がったり下がったりする機能

のどちらかが付いているベッドを1モーターベッドと言います。
2モーターベッドは❶、❷いずれの機能もついているベッドのことです。

64

2 ギャッチアップの使い方［まず頭を上げる］

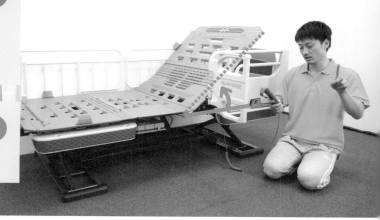

頭を上げる機能を使うとき
- 起き上がり
- ベッドで過ごす時間が多い方が
  テレビを見たり食事をするとき　等

ベッドの高さ調整機能を使うとき
- おむつ交換などの介助者の負担軽減

もうひとつ❸足を上げる機能もあります。
❶、❷、❸のすべての機能がついているベッドを3モーターベッドと言います。

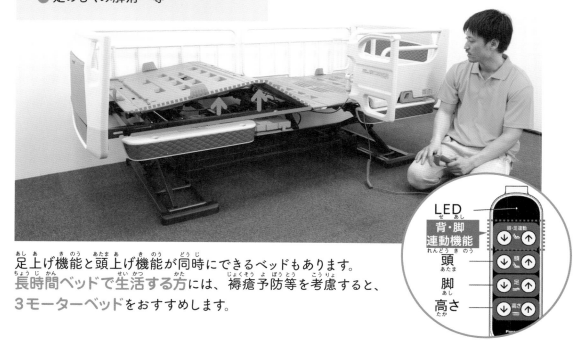

足を上げる機能を使うとき
- 頭を上げる時のずり落ち防止
- 足のむくみ解消　等

足上げ機能と頭上げ機能が同時にできるベッドもあります。
長時間ベッドで生活する方には、褥瘡予防等を考慮すると、
3モーターベッドをおすすめします。

LED
背・脚
連動機能
頭・足連動
頭
脚
高さ

高さ調整の機能があることで、使う人の身長に合わせて移動の動作が楽にできるようになります。
ベッドが高すぎると転落のリスクにもなり、ベッドが低すぎると立ち上がる時に力が必要になり、立ちにくいので高さは十分に調整して使いましょう。

3 ベッド柵と介助バー

ベッドの向こう側についているのがベッド柵です。
ロックがないので簡単に抜き差しができます。

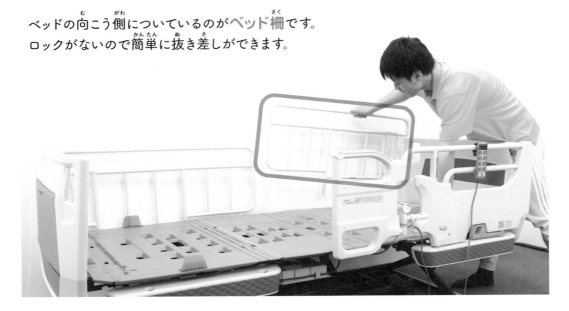

手前についているのが介助バーです。
介助バーはロックをすると動きませんが、
ロックを外せば写真のようにL字に曲げられます。
介助バー全体がロックされているので、
ベッド柵のように簡単に抜くことはできません。

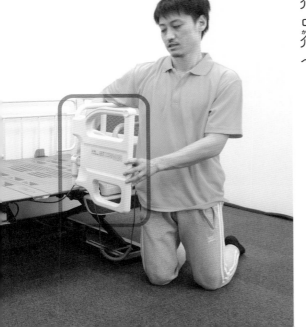

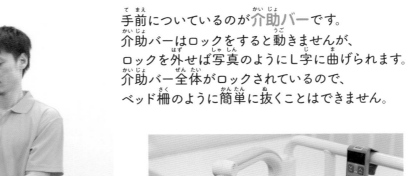

4 介護用ベッドの使い方 [悪い例]

介護用ベッドの使い方を利用者様が寝ている状態で説明します

1 まず、悪い例として
頭だけ先に上げてみます。

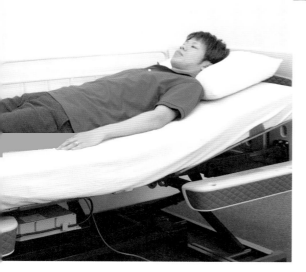

ずり落ちてる

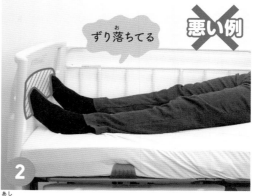

2

足がベッドのフットボードについてしまいました。
下にずり落ちているのがわかります。

Point

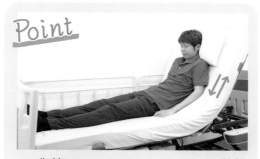

この状態は、マットレスとからだで反対
方向の力が働いているので、摩擦が生
じて、皮膚が弱い方の場合褥瘡の原因
になります。

3 このままベッドを
フラットにしてみます。

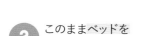

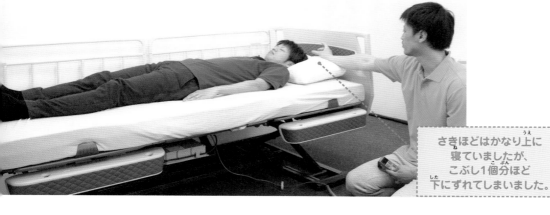

さきほどはかなり上に
寝ていましたが、
こぶし1個分ほど
下にずれてしまいました。

5 介護用ベッドの使い方 [良い例]

これから、正しい頭の上げ方を説明します

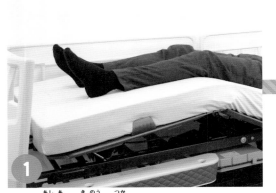

1 まず、足上げ機能を使って
足から起こしていきます。

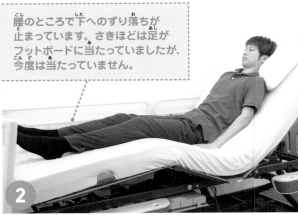

腰のところで下へのずり落ちが
止まっています。さきほどは足が
フットボードに当たっていましたが、
今度は当たっていません。

2 次に頭を起こします。

3 今度は頭を起こした状態から、
ベッドをフラットな状態にします。
足を上げたまま頭を先に下ろします。

腰の位置に注目しましょう。
ほとんど動いていません。

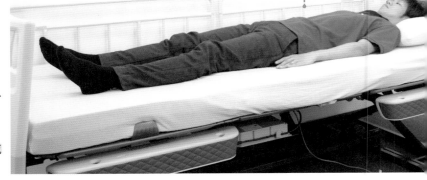

4
次に足側を倒します。
このようにして上げ下げを行うと、
水平移動や上方移動の介助が
必要ありません。
また、マットとからだの摩擦が減
るので褥瘡予防にもなります。

68

6 足がむくみやすい場合の対応

3モーターベッドには**足上げ機能**がついています。
足がむくみやすい方は寝ている間に
足を上げておくことで**むくみが改善**されます。
足上げ機能がないベッドや布団で寝ている方は
クッションを膝の下に入れると
むくみの軽減につながります。

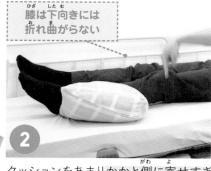

膝は下向きには
折れ曲がらない

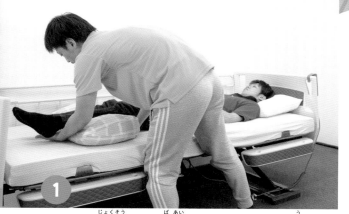

かかとに褥瘡がある場合、どうしてもかかとを浮かせる
ようにクッションを入れたくなります。

クッションをあまりかかと側に寄せすぎ
ると、膝に負担がかかります。膝は前方
に曲がるようにしかできていないので、
上からの力によって負担になるのです。

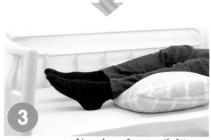

クッションで足を持ち上げる場合は、
できるだけ膝の近くに入れます。

7 食事のときの姿勢

今度は頭を上げたときの注意点です。疾病やからだの状態によって、
首の筋肉の緊張が高くなり**あごが上がって後屈**しやすい方もいます。
そのような場合に、枕の下にもうひとつクッションなどを入れます。

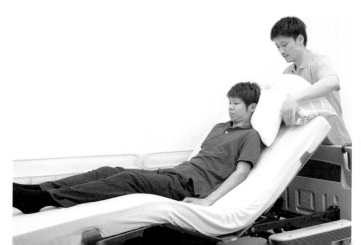

写真のように枕を入れて、
あごが下に下がるような形にします。
これで誤嚥のリスクが軽減されます。
食事の姿勢については**Part13**でも
説明していますので、参照してください。

8 ギャッチアップのときの注意点

ギャッチアップをするときの注意点について説明します

ベッドのリモコンはボタンの側を内側にして掛けると、利用者が触ったり、
寝ている間に当たったりして、知らないうちにベッドが動き、医療事故につながります。
リモコンは必ず外に向けて掛けます。

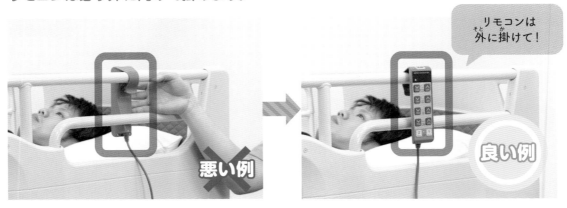

リモコンは
外に掛けて！

悪い例

良い例

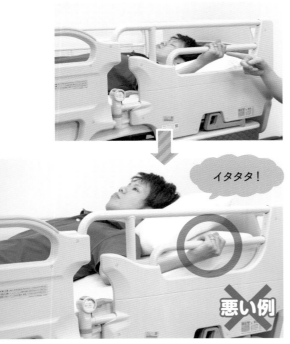

イタタタ！

悪い例

このままの状態で頭側を上げると、ベッドと
柵の間に手が挟まって医療事故につながり
ます。

ギャッチアップの時に、
恐怖心からベッド柵や介助バーを持つ方がいます。
**ギャッチアップする時は
両手をおなかの上に置きます。**

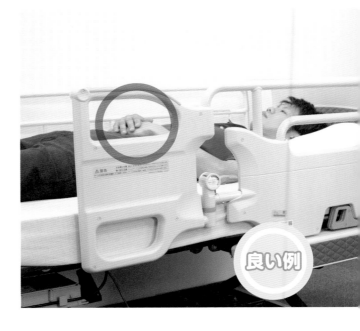

良い例

70

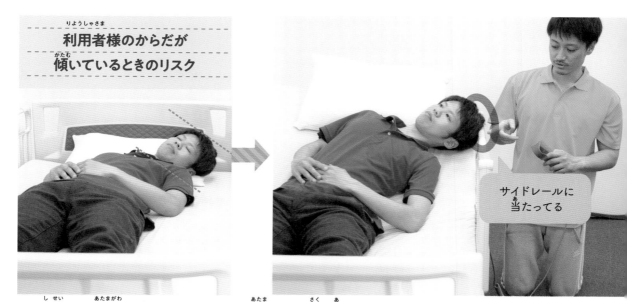

利用者様のからだが
傾いているときのリスク

サイドレールに
当たってる

この姿勢のまま頭側をギャッチアップをすると頭がベッド柵に当たります。
以前、ベッド柵に頭がはさまって事故になったことがありました。
この状態からベッドをフラットに戻すときは、姿勢をまっすぐにしてから行いましょう。

9 背抜きのテクニック

頭を上げた状態で、食事をしたり、テレビを見たりすると、
マットとからだの摩擦で皮膚トラブルの原因になります。
からだを起こしたときに背抜きをして、摩擦を解消します。

ここでは背抜きの方法を紹介します

ギャッチアップでからだを起こした
ときに、背抜きをします。
わかりやすく説明するためにベッド
柵を抜いています。

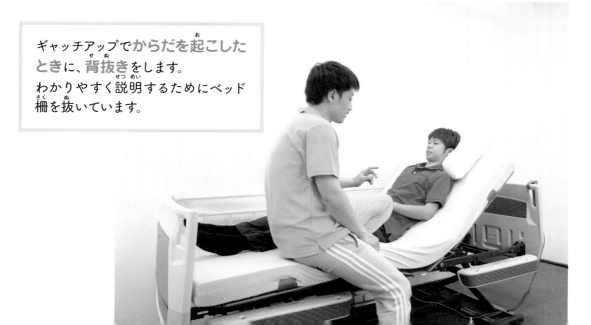

マットとからだが引っ張りあいをして摩擦が起こっています。
このふたつを離すだけで、摩擦は取れます。

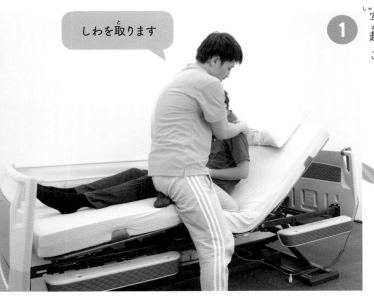

しわを取ります

1 写真のように、利用者様のからだを布団から起こします。少し浮かせるだけで十分です。これが背抜きです。

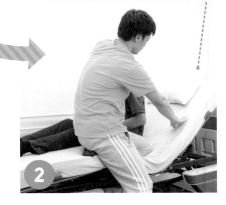

からだを起こした時に、服とシーツのしわを取ります。

2

10 尻抜きのテクニック

次は尻抜きを説明します

お尻のあたりの摩擦を取るテクニックです。

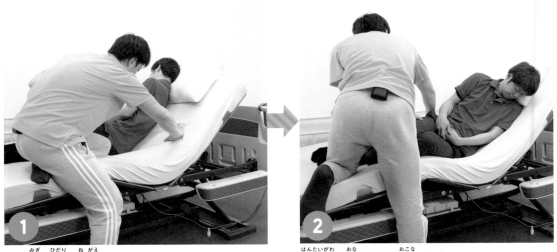

1 まず右か左に寝返って、服とシーツのしわを取ります。

2 反対側も同じように行います。

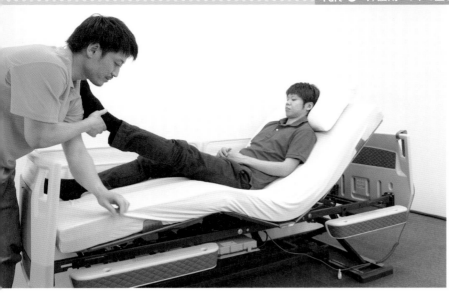

3

足の下の摩擦も取ります。
足を上げて、ズボンとシーツのしわを取ります。
しわだけでなく、服のねじれがあったら直します。

11 体格差がある場合の背抜きのテクニック

利用者様と介助者の体格差がある場合の背抜きの方法です

利用者様に比べて介助者のからだが小さい場合に使う、
介助量を減らした背抜きのテクニックです。

1

写真のように利用者様の背中に手を差し入れてマットレスを押します。
こうすることでからだと布団のあいだにスペースができて摩擦がなくなります。
腰や足も同じように行います。

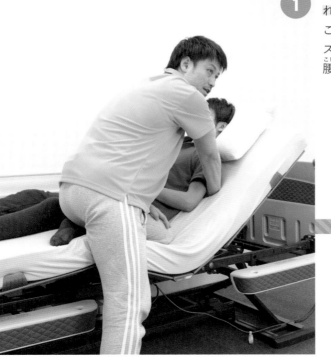

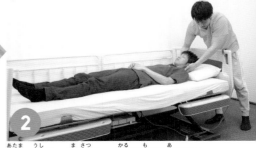

2

頭の後ろの摩擦も、軽く持ち上げることによって取りましょう。

車いすを使って移動する

車いすの介助に入る前に、車いすの種類や各部の名前について説明します。

【 車いすの各部の名称 】

ハンドル

ブレーキ

ティッピングレバー
前輪を上げるときに
踏みます。

後輪

サイドブレーキ

前輪

介助用車いす

車いすを介助者に押してもらって
移動する人向け

アームサポート
手を乗せます。
跳ね上げることができる
車いすもあります。

レッグサポート
座ったときに足が
落ちないようにす
るものです。

フットサポート
足を乗せます。
取り外しができる
車いすもあります。

自走用車いす

自分で車いすをこいで
移動する人向け

介助用車いすとの違いは
後輪が大きくて、自分で
後輪を回すためのハンドリ
ムがついています。

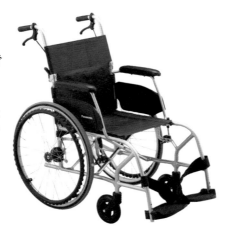

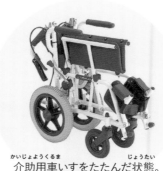

介助用車いすをたたんだ状態。

【 その他の車いす 】

車いすにはいろいろな種類があります。使う人のからだの状態に合わせて選びましょう。

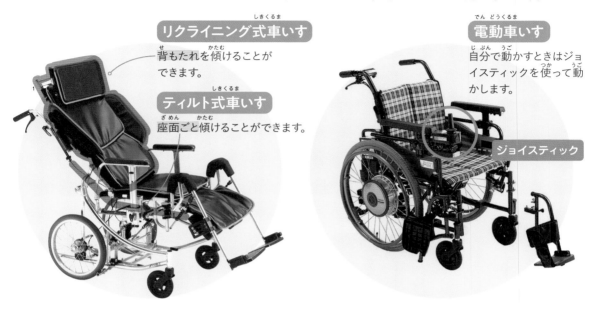

リクライニング式車いす
背もたれを傾けることができます。

ティルト式車いす
座面ごと傾けることができます。

電動車いす
自分で動かすときはジョイスティックを使って動かします。

ジョイスティック

1 車いすの紹介

車いすの各部の説明をします

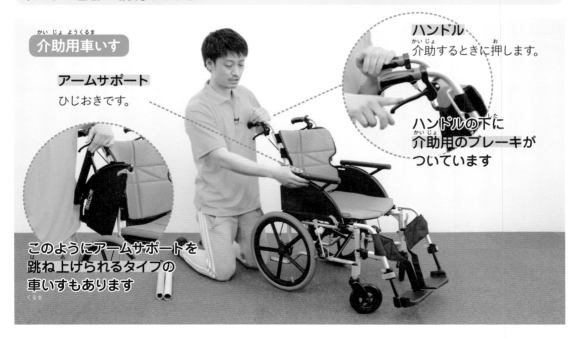

介助用車いす

アームサポート
ひじおきです。

ハンドル
介助するときに押します。

ハンドルの下に
介助用のブレーキが
ついています

このようにアームサポートを
跳ね上げられるタイプの
車いすもあります

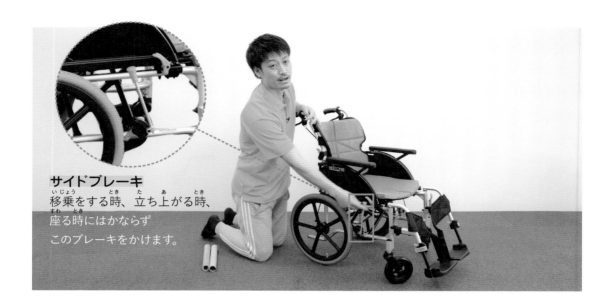

サイドブレーキ
移乗をする時、立ち上がる時、
座る時にはかならず
このブレーキをかけます。

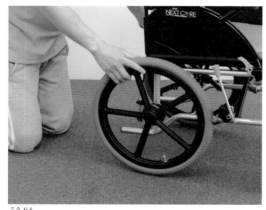

後輪
これは介助用の車いすですが、自走用といって自分でこぐタイプの車いすの後輪はもう少し大きく、後輪の外側にハンドリムという、こぐときに握る部分がついています。

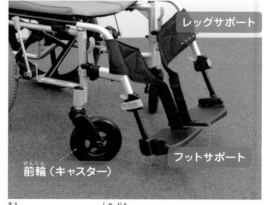

レッグサポート

フットサポート

前輪（キャスター）

前についている車輪は
前輪またはキャスターと言います
足を置く部分をフットサポートと言い、座ったときにふくらはぎが当たる部分がレッグサポートです。

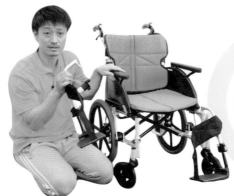

この車いすは
フットサポート、
レッグサポート部分を
取り外すことが
できます。

車いすを折りたたむとき

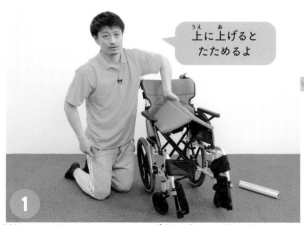

上に上げると
たためるよ

車いすを折りたたむときは、座面の後ろを持ち上げます。

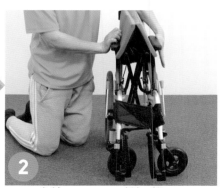

2 さらに左右からぎゅっと力を加えると
小さくなります。

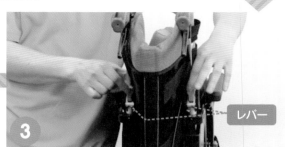

3 車いすの背もたれの後ろの左右にレバーがついています。

レバー

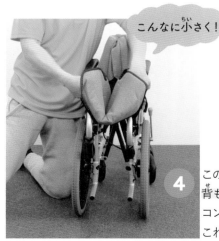

こんなに小さく！

4 このレバーのロックを解除すると
背もたれ部分が後ろに倒れます。

コンパクトにまとまるので、
これで車に簡単に積み込めます。

車いすを開くとき

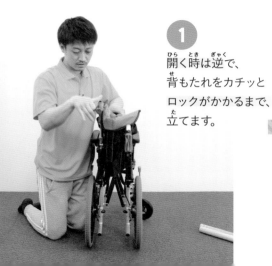

1 開く時は逆で、
背もたれをカチッと
ロックがかかるまで、
立てます。

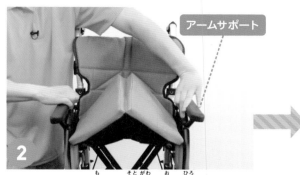

アームサポート

2 アームサポートを持って外側に押し広げます。

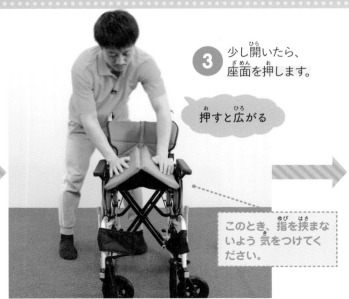

③ 少し開いたら、
座面を押します。

押すと広がる

このとき、指を挟まな
いよう 気をつけてく
ださい。

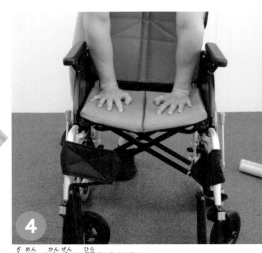

④

座面が完全に開きました。

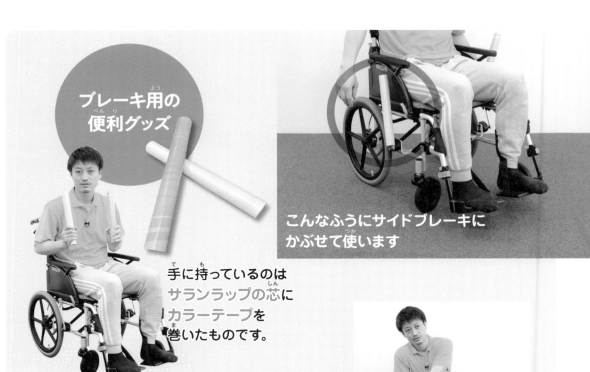

ブレーキ用の
便利グッズ

こんなふうにサイドブレーキに
かぶせて使います

手に持っているのは
サランラップの芯に
カラーテープを
巻いたものです。

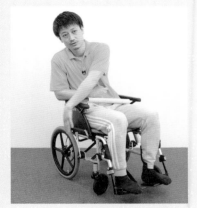

例えば、片麻痺の方などは麻痺側のブレーキに
健側の手が届かないことがあります。
このようにサランラップの芯を差すことによってブ
レーキが長くなり、テープを巻いてカラフルにす
ることによって、目に止まるのでブレーキのかけ
忘れがなくなります。

2 車いすでの段差の上がり方

車いすで移動するときのテクニックを習得します。
乗っている人がどう感じるかを考えながら介助しましょう。

ワンポイントレッスン

車いすに乗っている利用者様は介助者が思っているよりも大きく揺れや恐怖を感じます。動き始める時やキャスターを上げる時は必ず声掛けをしましょう。

車いすでの段差の上がり方を説明します

4センチほどの

段差を上がります

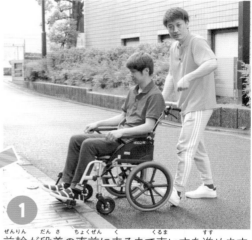

① 前輪が段差の直前に来るまで車いすを進めます。

② ティッピングレバーを踏み、体重を利用して前輪を上げます。

ティッピングレバー

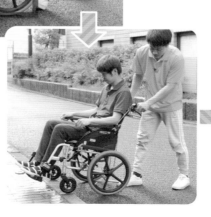

③ 前輪を下ろし、自分の体重を利用して車いすを前方に進めると後輪も上がります。上に持ち上げようとする必要はありません。

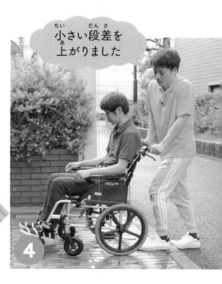

小さい段差を上がりました ④

79

3 車いすでの段差の上がり方[大きい段差の場合]

16センチの段差です

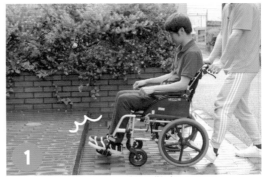

1

前に進めようとすると、足が段差にぶつかります。
足が段差にぶつかる手前で止めます。

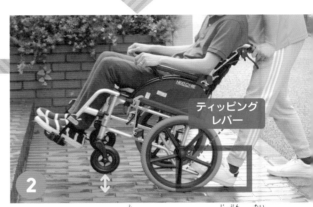

ティッピングレバー

2

ティッピングレバーを踏み、ハンドルに自分の体重をかけて車いすの前輪を持ち上げます。

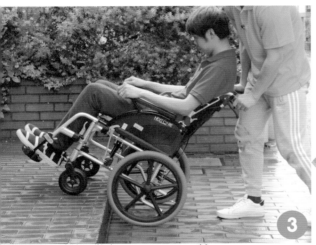

3

後輪が段差にぶつかるまで進め、前輪を下ろします。

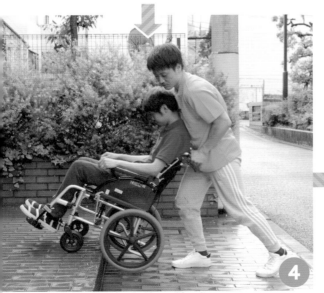

4

自分の体重を利用して前に押します。
持ち上げる必要はありません。

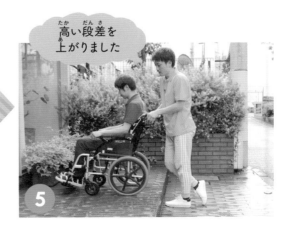

高い段差を上がりました

5

4 車いすでの段差の下り方 [大きい段差と小さい段差]

段差を下りるときはバックで下ります。

利用者様は後ろ向きで下りることに
怖さを感じることもあります。
「今から後ろ向きで下ります」と
一言声をかけてから下りるようにします。
ブレーキを握りながら勢いよく落ちないように
ゆっくりと下ります。

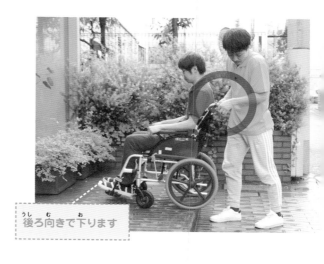

後ろ向きで下ります

大きい段差

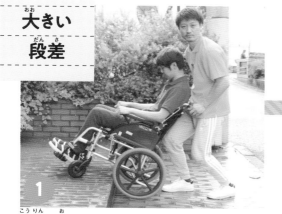

1 後輪が下りたらゆっくりバックします。

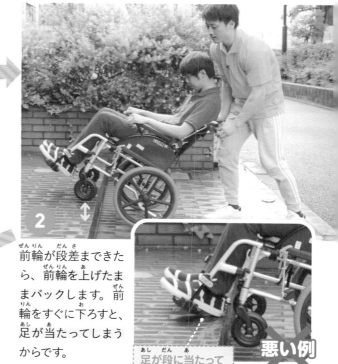

2 前輪が段差まできたら、前輪を上げたままバックします。前輪をすぐに下ろすと、足が当たってしまうからです。

足が段に当たっています

悪い例

3 足が当たらないところまでバックしたら、前輪を下ろします。
このときにティッピングレバーを踏みながらハンドルに体重をかけると、よりゆっくり下ろすことができます。

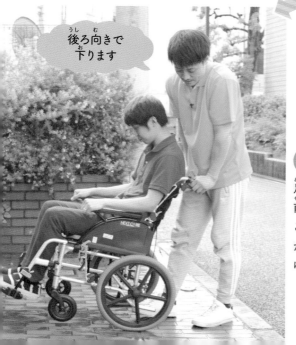

後ろ向きで
下ります

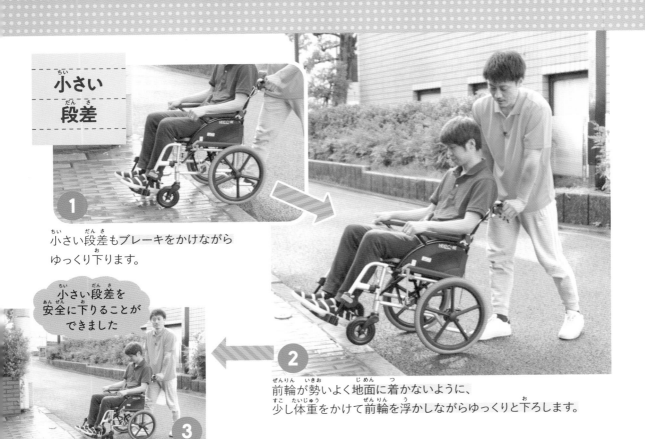

小さい
段差

1 小さい段差もブレーキをかけながら
ゆっくり下ります。

小さい段差を
安全に下りることが
できました

2 前輪が勢いよく地面に着かないように、
少し体重をかけて前輪を浮かしながらゆっくりと下ろします。

3

5 キャスターが横を向いた時の直し方

車いすを、まっすぐ押しているだけ
ではなりませんが、
止まってから動き出す時に
キャスター（前輪）が横を向いて
いることがあります。

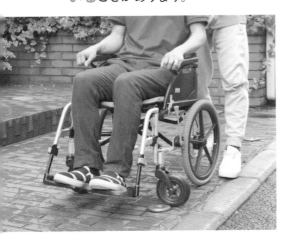

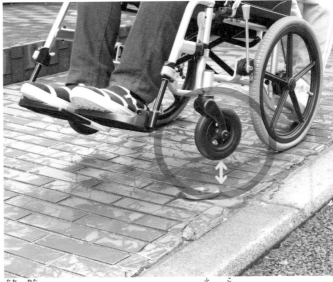

直し方としては、ティッピングレバーを踏み込んで
ハンドルに体重をかけて前輪を持ち上げます。

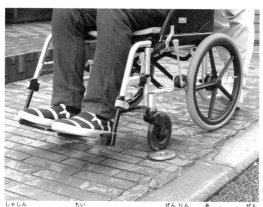

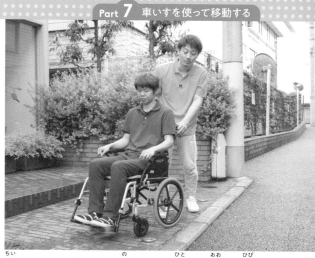

写真のような小さなでっぱりに前輪が当たると前輪が横を向く時があります。

小さなでっぱりでも、乗っている人には大きく響くかもしれません。ゆっくりと乗り越えるか、注意してよけて進みます。

6 段差を下りる [悪い例]

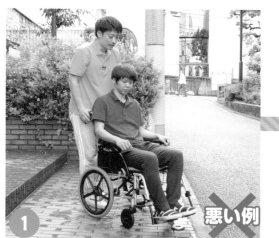

1 悪い例 ✕

車いすを段差に対して斜めに進めてみます。

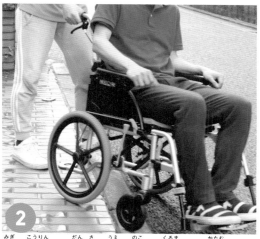

2 右の後輪だけ段差の上に残り、車いすが傾いています。

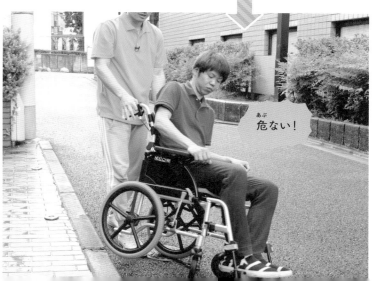

3

右の後輪を下ろすときに車いすが大きく傾き、転倒しそうになりました。

段差を下りるときは、段差に対して垂直に、バックでゆっくりと下りるようにします。

危ない！

7 坂道での車いすの介助［上がる場合］

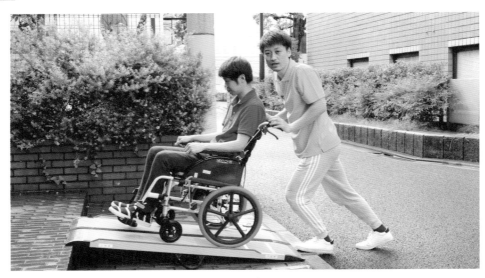

坂道は、車いすが後ろに落ちてくる可能性があるので、
できるかぎり体重をかけて上るようにします。
ブレーキをかけながら押すのもひとつの方法です。

8 坂道での車いすの介助［下りる場合］

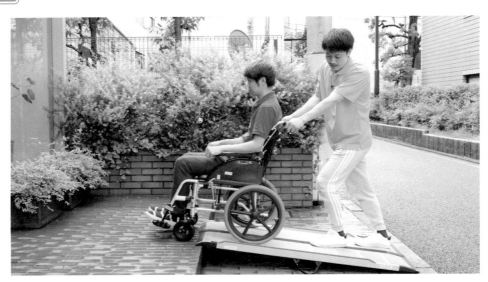

下りるときは、段差を下りるときと同じように、バックで垂直にゆっくりと下ります。
勢いがつかないようにブレーキをかけながら下ります。ブレーキは左右均等に
握るようにします。そうしないと車いすが傾くことがあります。

9 坂道での車いすの介助［悪い例］

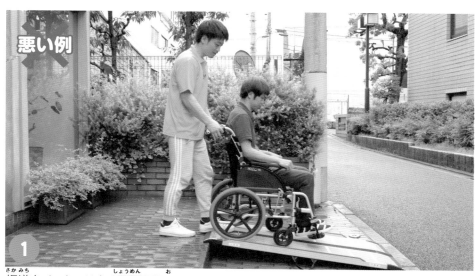

悪い例

1 坂道をバックではなく正面から下りてみます。

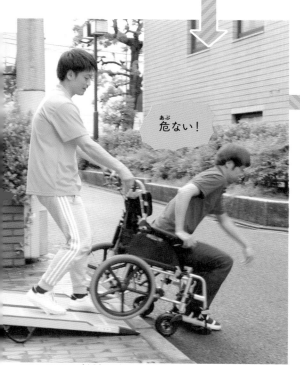

危ない！

2 坂道の終わりで勢いがついていると
事故のリスクが高まります。

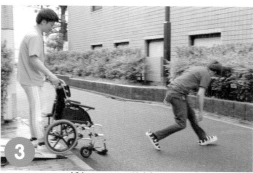

3 こんなふうに車いすから転落する可能性
もありますので、必ずバックで下ります。

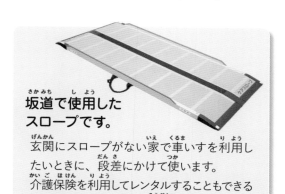

**坂道で使用した
スロープです。**

玄関にスロープがない家で車いすを利用し
たいときに、段差にかけて使います。
介護保険を利用してレンタルすることもできる
ので、ケアマネジャーに相談してみましょう。

車いすからベッドへの移乗
ベッドから車いすへの移乗

車いすからベッドへ、ベッドから車いすへの移乗をやってみましょう。
ひとりで移乗するときの動きを妨げずにサポートすることを
念頭において介助します。

1 車いすからベッドへの移乗 [自分で移乗する場合]

まず、ひとりで移乗ができる方の動きを確認します

ポイントが2つあります。

Point 1

フットサポートに足を乗せたまま
移乗するのは転倒につながります。
片麻痺の方は健側（動く方）を下ろして、
麻痺側を下ろすのを
忘れることがありますので、
見守っている方は見てあげましょう。

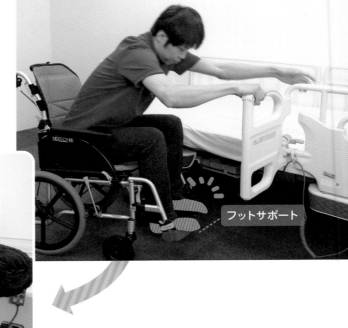

フットサポート

アッ！

このような転倒につながりますので、
フットサポートから足を下ろします。

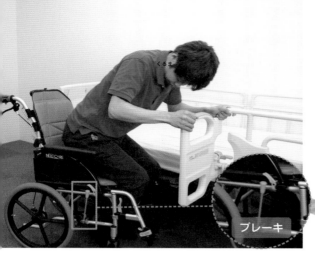

ブレーキ

Point 2

ふたつ目のポイントは**ブレーキ**です。
写真では今、**左右のサイドブレーキをかけ
ないまま立ち上が**ろうとしています。

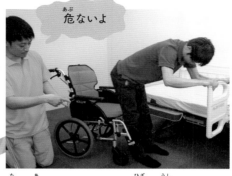

危ないよ

立ち上がったときに、膝の後ろなどで
車いすが後ろに押されます。

アッ!

車いすがあると思って座ろうとすると
事故になります。

車いすとベッドの位置を説明します

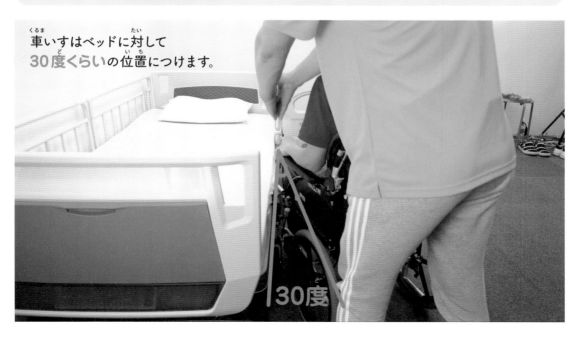

車いすはベッドに対して
30度くらいの位置につけます。

30度

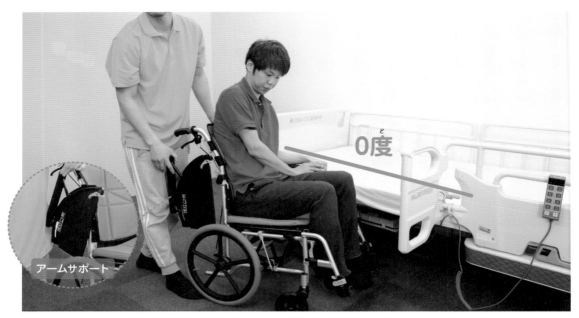

アームサポート

アームサポートが跳ね上げられるタイプの車いすの時は、
ベッド側のアームサポートを跳ね上げ、ベッドに対する角度を0度（ベタづけ）にすると、
より安全に移乗することができます。

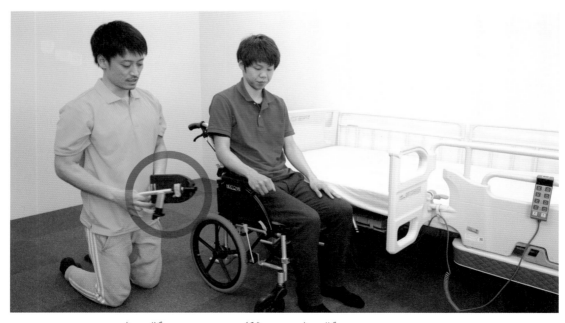

フットサポートを取り外せるタイプの車いすは取り外しましょう。
移乗のときにフットサポートが当たって足を怪我することを避けられます。

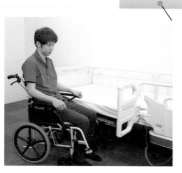

アームサポートやフットサポートが
取り外せない車いすもありますの
で、説明はアームサポートとフット
サポートをつけたままで行います。

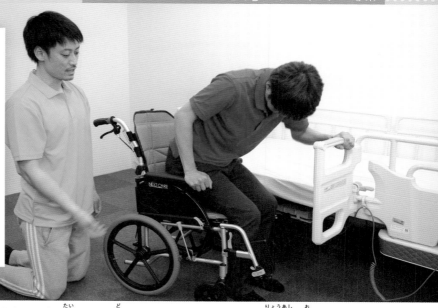

① 車いすをベッドに対して30度につけ、フットサポートから両足を下ろし、
ブレーキをかけ、左手は介助バー（L字バー）を右手はアームサポートを握ります。

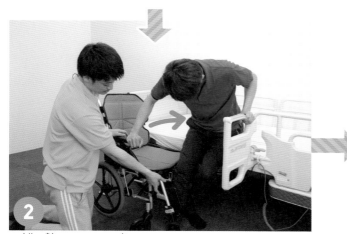

② お尻を回してベッドに下ろします。

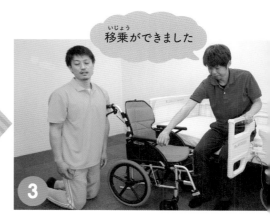

移乗ができました

③

2 車いすからベッドへの移乗 [介助の場合]

ワンポイント
レッスン

移乗をするときは、移乗する前の座面が高く、移乗する後の座面を低くします。ベッドから車いすへ移乗する場合は、ベッドを車いすよりもこぶしひとつ分高くします。車いすからベッドへ移乗する場合はその逆となります。移乗の際はこのルールを守りましょう。

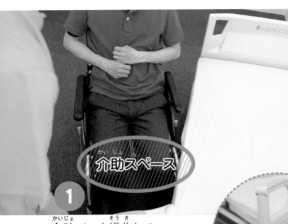

1

介助バーを操作して、
介助のスペースを確保します。

介助スペース

介助バー

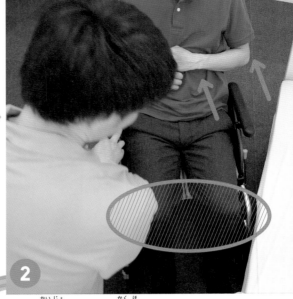

2

さらに介助スペースを確保するために、
車いすを少し後ろに下げます。

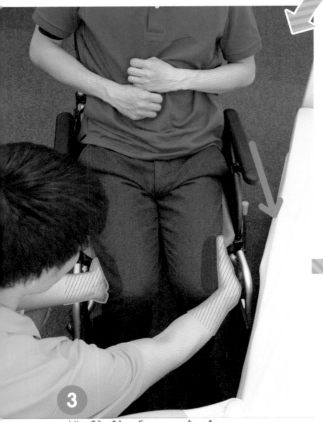

3

お尻を少し前に出すことで立ち上がりやすくなります。
利用者様の膝の後ろに手を差し込んで、介助者
の体重を後ろにかけるとお尻が前に出てきます。

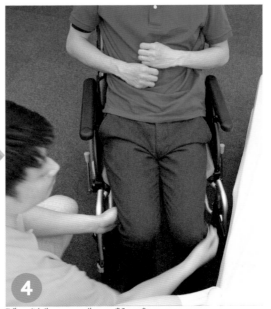

4

膝の角度は90度より少し曲がっているくらいに
調整します。

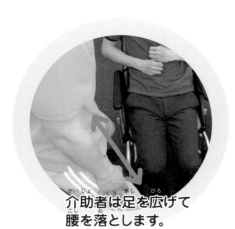

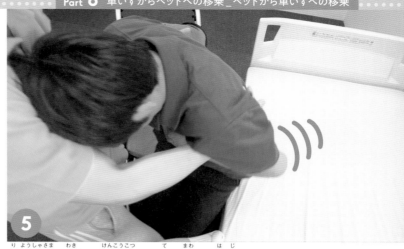

介助者は足を広げて
腰を落とします。

5

利用者様の脇から肩甲骨まで手を回して把持し、
利用者様の重心を支持基底面に持ってくるように前方に誘導します。

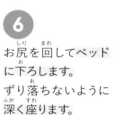

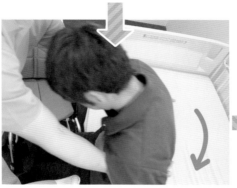

6

お尻を回してベッド
に下ろします。
ずり落ちないように
深く座ります。

移乗ができました

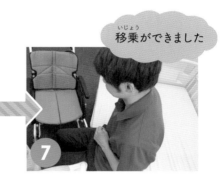

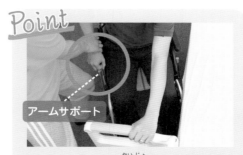

7

車いすからベッドへ一部介助で 移乗する時

1

車いすからベッドへ
一部介助で移乗する時は、
利用者様は介助バーを持ちます。

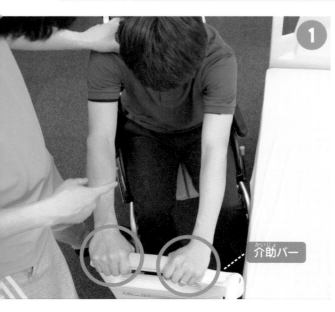

介助バー

Point

アームサポート

アームサポートと介助バーでもかまい
ません。一部介助のポイントは利用
者様の動きを阻害しないことです。

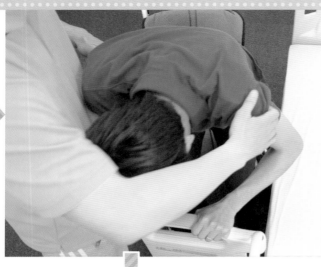

2
利用者様が
立ち上がるのを
サポートします。

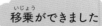

移乗ができました

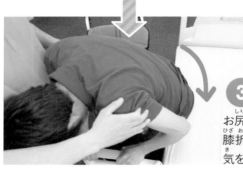

3
お尻を回します。
膝折れなどに
気をつけましょう。

4

3 ベッドから車いすへの移乗

ベッドから車いすへの移乗を説明します

アームサポートが
跳ね上がるタイプの車いすは
ベッドに0度（ベタづけ）でつけます。

アームサポートが
跳ね上がらないタイプの場合は
ベッドに30度の角度でつけます。

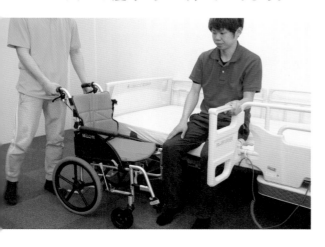

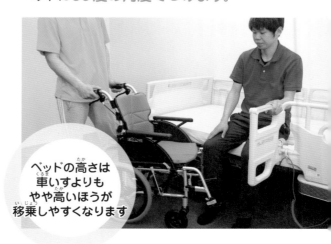

ベッドの高さは
車いすよりも
やや高いほうが
移乗しやすくなります

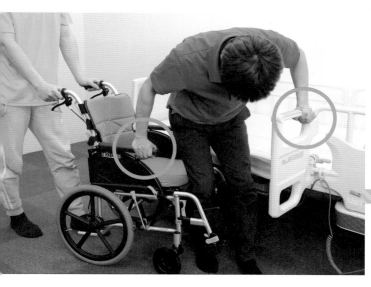

左手で介助バーを
右手で車いすのアームサポートを握って、
立ち上がります。

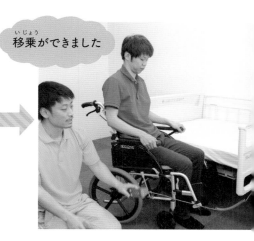

移乗ができました

4 ベッドから車いすへの移乗［介助の場合］

ベッドから車いすへの移乗を介助します

アームサポートが跳ね上がらない車いすは、ベッドに対して30度につけます。

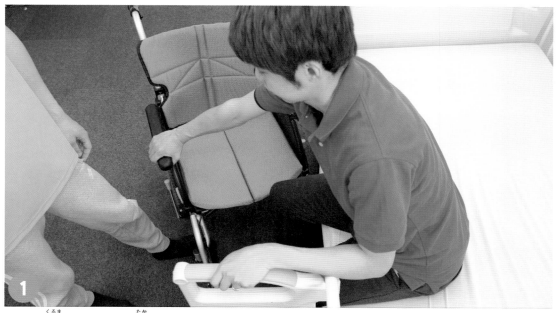

①

ベッドは車いすよりもやや高めにします。
利用者様は右手はアームサポートを、左手は介助バーを握ります。

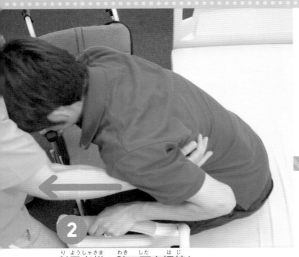

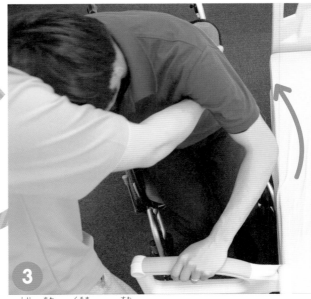

② 利用者様の脇の下を把持し、
前方に誘導します。

③ お尻を回して車いすに座ります。

💭 移乗ができました

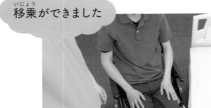

全介助の場合

① 介助スペースを広げるために、介助バーを広げます。
② 全介助の場合は、できればアームサポートを跳ね上げ、フットサポートを取ります。
　アームサポートが跳ね上がる場合は車いすを0度でベッドにつけます。

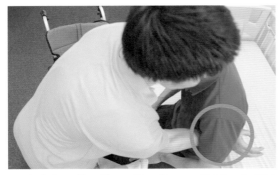

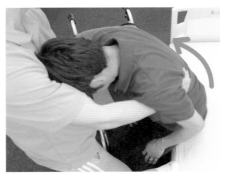

③ 介助者は足を広げ、腰を落とし、両手を利用者
　様の脇に深く差し込み肩甲骨を把持します。

④ 前方に誘導するように腰を浮かせ、
　お尻を回して座ります。

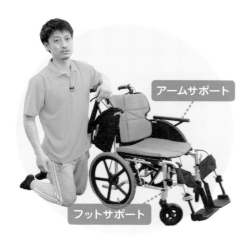

アームサポート

フットサポート

5 車いすからベッドへの移乗[体格差がある場合の介助]

体格差がある場合の移乗の説明をします

車いすは**アームサポート**が跳ね上がり、
フットサポートが取り外せる
タイプのものを選びます。

＼ 車いすは**0度**でベッドにつけます。 ／

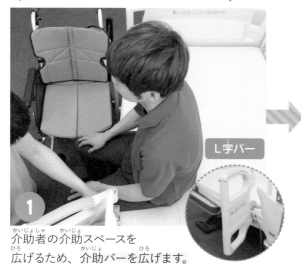

L字バー

1 介助者の介助スペースを
広げるため、介助バーを広げます。

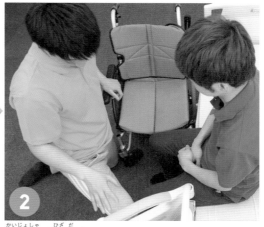

2 介助者は膝立ちし、
車いすとは反対側の足を立てます。

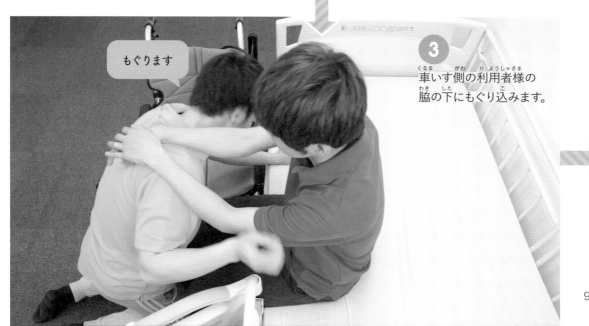

もぐります

3 車いす側の利用者様の
脇の下にもぐり込みます。

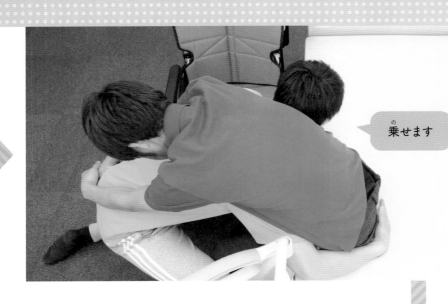

4

写真のように利用者
様を背中に乗せます。
右手は利用者のお尻
に回します。

乗せます

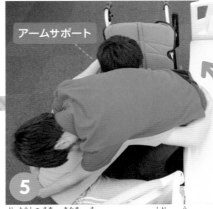

アームサポート

5

利用者様の頭を下げると、お尻が浮くので、回します。
このとき介助者の左手は車いすのアームサポートを
握ります。

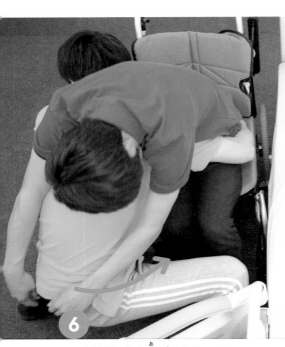

6

アームサポートを上げてあるので、
お尻を少し上げて回すだけで
移乗できます。

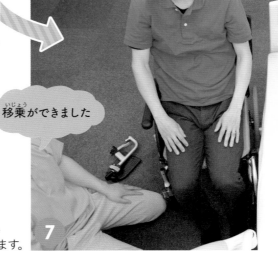

移乗ができました

7

アームサポートを下げ、
フットサポートをつけます。

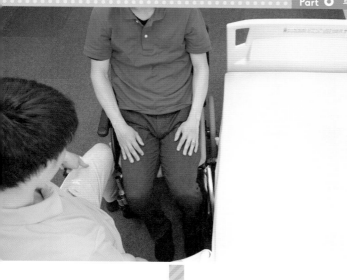

体格差がある場合の
車いすからベッドへの移乗

1

アームサポートを跳ね上げ、
フットサポートを取り外します。
介助バーを広げ、介助スペースを広げます。
介助者は膝立ちし、ベッドに近くない方の足
を立てます。

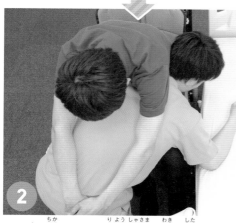

2 ベッドに近いほうの利用者様の脇の下に
もぐり込みます。

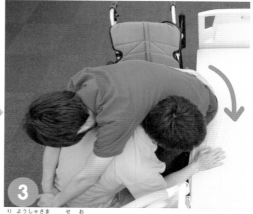

3 利用者様を背負います。
利用者様の頭を下げるとお尻が浮くので、回します。

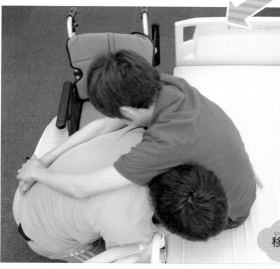

4 ベッドに下ろします。
全介助を想定しているので、この後、
利用者様が不安定にならないように
気をつけます。

移乗ができました

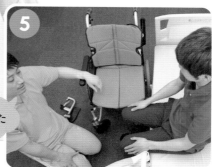

Part 9 スライディングボードを使った移乗

スライディングボードは移乗のときに利用者様を乗せて使う道具です。
適切に使うことによって、小さい力で利用者様を動かすことができます。

1 スライディングボードの説明

スライディングボードの説明をします

これを利用すると小さな力で
利用者様を移乗させることができます。
購入したり、介護保険を利用してレンタルしたりできます。
介護保険で利用するときはケアマネジャーに聞きましょう。

これが
スライディング
ボード

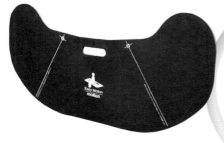

長方形や
ブーメランを
太くしたような形など
いろいろな形が
あります

裏側は
滑らないよ

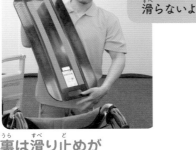

裏は滑り止めが
ついていて滑りません。

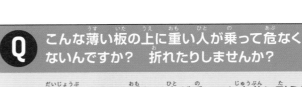

Q こんな薄い板の上に重い人が乗って危なくないんですか？ 折れたりしませんか？

A 大丈夫です！ 重たい人が乗っても十分に耐えうる強度となっています。安心して使ってください。
商品により耐荷重が変わる場合もあります。取扱説明書の耐荷重の記載を必ず確認します。

2 スライディングボードの使い方
[ベッドから車いすへの移乗]

スライディングボードを利用したベッドから車いすへの移乗を説明します

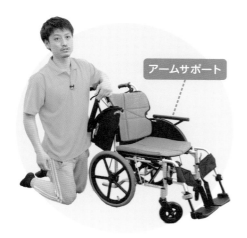

アームサポート

使用する場合は車いすは
アームサポートが跳ね上がるもの、
ベッドは高さが調整できるものを選びます。

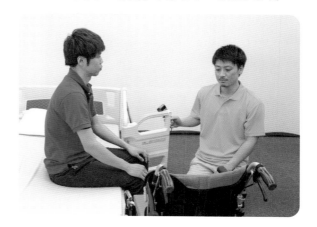

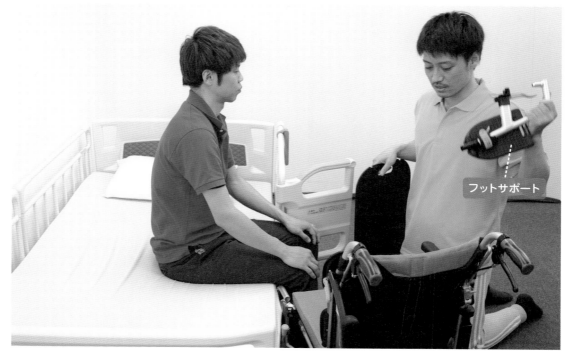

フットサポート

車いすはアームサポートを跳ね上げて、ベッドに0度でつけます。
フットサポートが取り外せるタイプの車いすは取り外します。

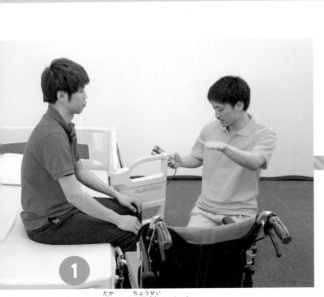

1

ベッドの高さを調整します。
車いすよりもこぶし1個分ほど高くします。

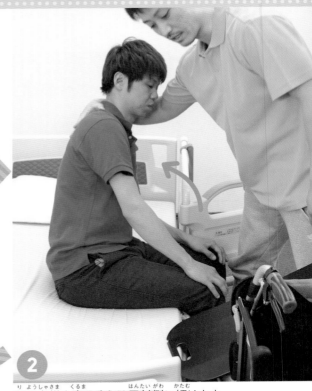

2

利用者様を車いすとは反対側に傾けます。

3

お尻の下に座骨結節という骨があります
が、それがスライディングボードに乗
るまで差し込みます。

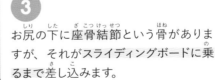

こうやって差し込む

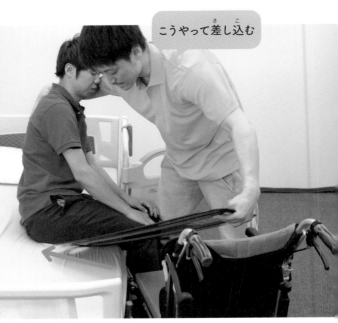

4

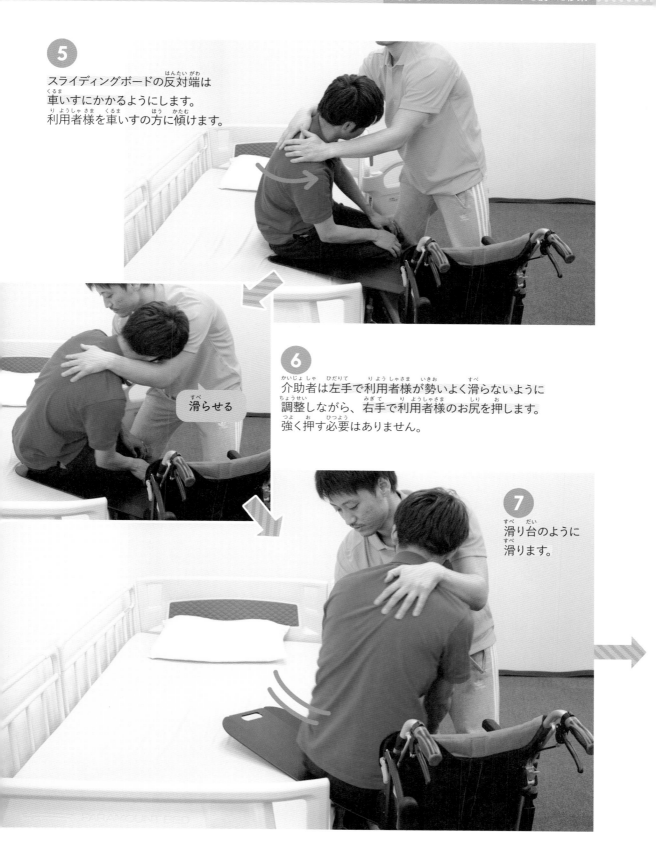

5

スライディングボードの反対端は
車いすにかかるようにします。
利用者様を車いすの方に傾けます。

滑らせる

6

介助者は左手で利用者様が勢いよく滑らないように
調整しながら、右手で利用者様のお尻を押します。
強く押す必要はありません。

7

滑り台のように
滑ります。

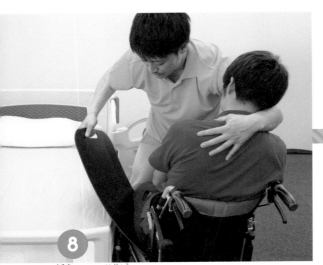

⑧ 車いすに移乗しました。

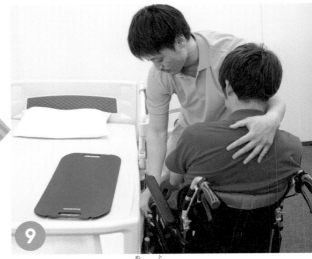

⑨ スライディングボードを抜き取り、アームサポートを下ろし、フットサポートをつけます。

3 スライディングボードの使い方 [車いすからベッドへの移乗]

次にスライディングボードを使って車いすからベッドに移乗します

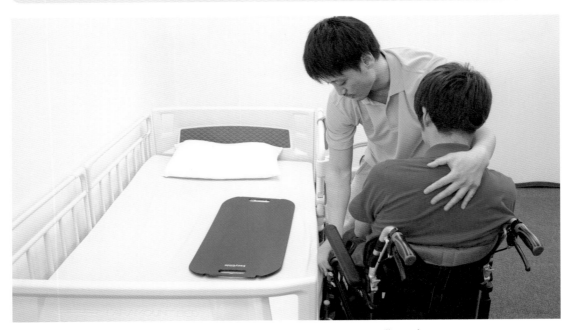

車いすはベッドに0度でつけます。 車いすのアームサポートを跳ね上げます。
フットサポートが取り外せるときは取り外します。

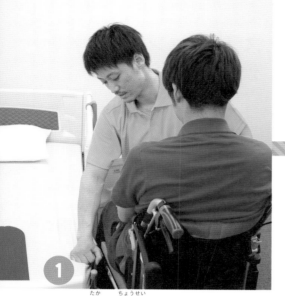

①

ベッドの高さを調整します。
車いすよりもこぶし1個分ほど低くします。

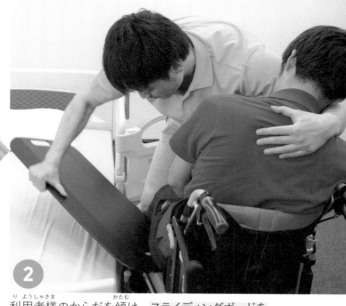

②

利用者様のからだを傾け、スライディングボードを
座骨結節まで差し込みます。

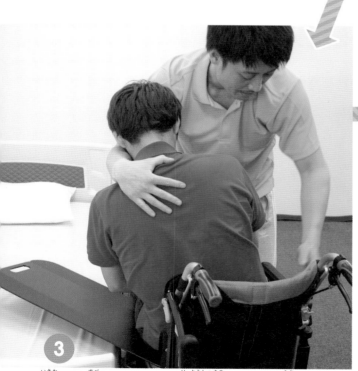

③

勢いよく滑らないように、利用者様のからだを支えながら
ベッドのほうに傾けます。反対側のお尻を軽く押します。

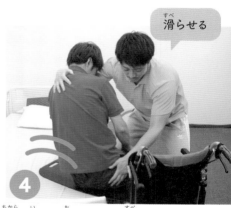

滑らせる

④

力を入れて押さなくても滑ります。

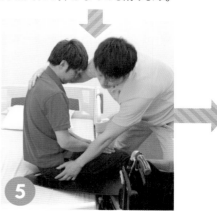

⑤

ベッドに移乗しました。

4 スライディングボードを使うときの注意点

注意点としては褥瘡のある方、
お尻や坐骨や仙骨に褥瘡がある方は
スライディングすると褥瘡悪化になるので、
使用はお勧めしません。

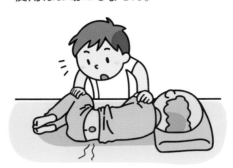

利用者様が座位を保てるように支えながら、
スライディングボードを抜き取ります。

5 スライディングボードを使う［悪い例］

スライディングボードを使うときの悪い例を紹介します

ベッドから車いすに移乗する場合、
車いすの座面のほうがベッドより高いとどうなるかを見ていきます。

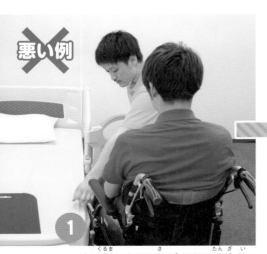

悪い例

① ベッドを車いすより下げます。端座位の
ままベッドを下げると危ないので、写真
では利用者様は車いすに座っています。

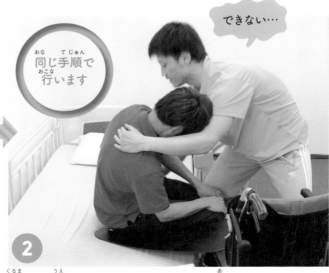

できない…

同じ手順で行います

② 車いすの上にあるスライディングボードが上がっているのがわか
ります。この状態では力を入れても滑らせることはできません。

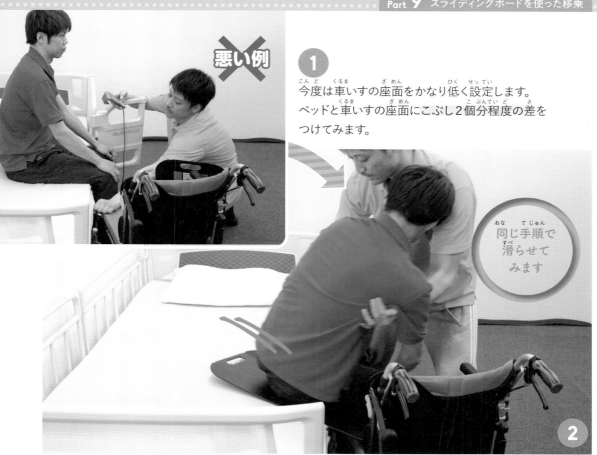

悪い例 ✕

1 今度は車いすの座面をかなり低く設定します。ベッドと車いすの座面にこぶし2個分程度の差をつけてみます。

同じ手順で滑らせてみます

2 坂がきつくなっているので、かなりの勢いで滑ります。利用者様は怖い思いをします。

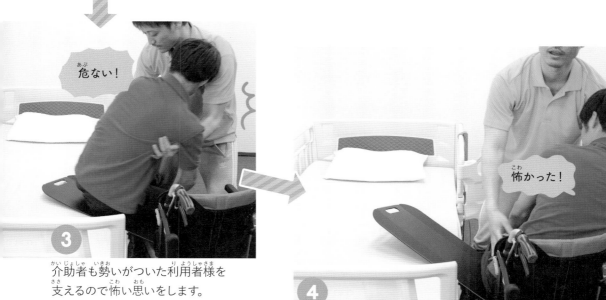

危ない！

3 介助者も勢いがついた利用者様を支えるので怖い思いをします。

怖かった！

4 勢いがありすぎると、車いすごと転倒する危険があります。ベッドと車いすの高さは十分に注意して調整します。

ポータブルトイレの使い方
トイレでの衣類の着脱

ポータブルトイレは、トイレまで歩いていけないような場合に使います。介護保険を利用して購入できますが、レンタルはできません。

1 ポータブルトイレの説明

木調のポータブルトイレ
家具として部屋に溶け込みます。

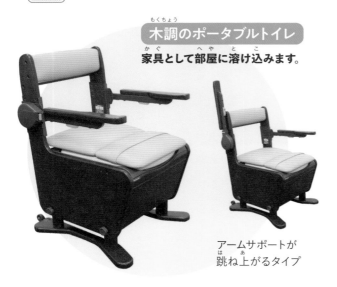

アームサポートが
跳ね上がるタイプ

樹脂製のポータブルトイレ

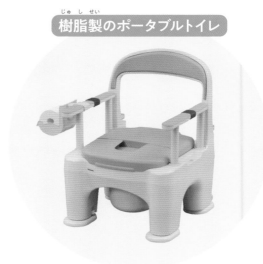

▼座面を開けたところ

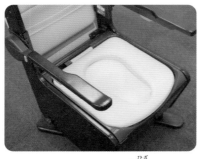

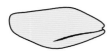

◀膝かけ
用を足すときに
膝にかけます。

ポータブルトイレの使用環境

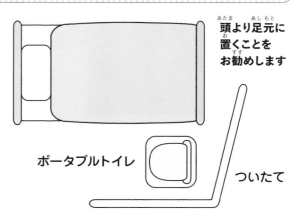

頭より足元に
置くことを
お勧めします

ポータブルトイレ

ついたて

これからポータブルトイレの説明をします

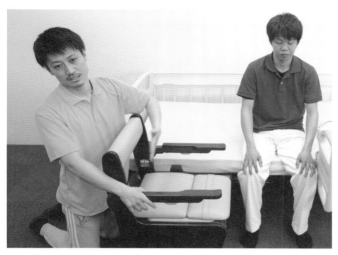

ポータブルトイレはトイレに行けないときに利用します。
ベッドの横に置くことが多いですが、ベッドの横にトイレを置くことを嫌う方もいるので頭側ではなく足元に置いたほうがよいでしょう。

ポータブルトイレはトイレに移乗できることが条件です。
介助有りでも無しでもポータブルトイレに移れる方が使用します。
ポータブルトイレの座面はクッションになっているので、閉じた状態のときはいすとして座ることができます。
右の写真のようにアームサポートが跳ね上がるタイプのものもあります。

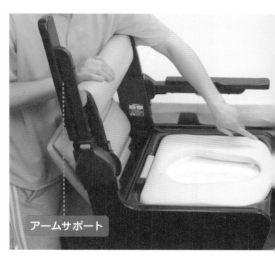

アームサポート

座面を上げると、ポータブルトイレの座面が出てきます

ポータブルトイレの
座面を上げます

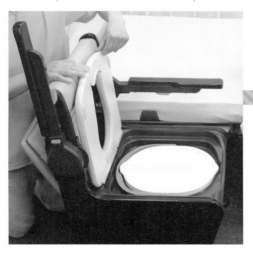

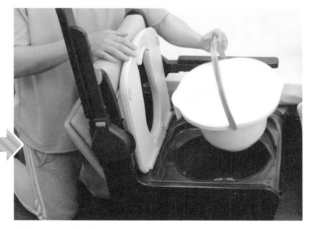

一番下に大小便を受けるバケツが入っています。
バケツはふたがしてありますが、用を足すときにはふたを取ります。

バケツにビニール袋を入れてその中に用を足します
もちろん、バケツにそのまま用を足しても大丈夫です

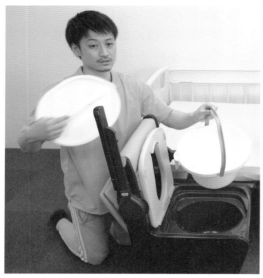

尿を固める薬や臭いを押さえる薬などが
あるので必要に応じて利用します。

そのほかに、**トイレットペーパーホルダーが
ついているトイレ**もあります。

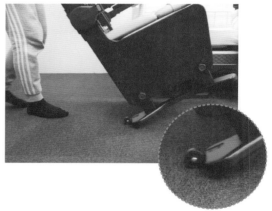

トイレの背もたれ側に**キャスター**が
ついているタイプのものもあります。
トイレを**傾けると簡単に移動**させることができます。

2 ベッドからポータブルトイレへの移乗

ベッドからポータブルトイレへの移乗の動作を説明します

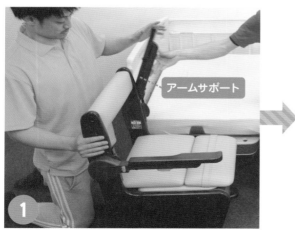

アームサポート

1 ベッドに近いほうのアームサポートを跳ね上げます。

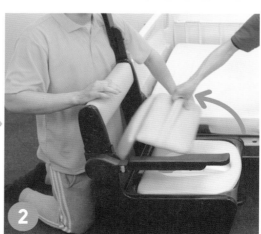

2 クッションのついた座面を上げます。

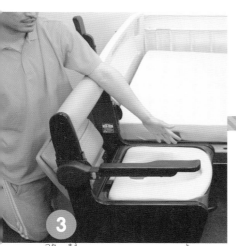

③

使う前にはバケツのふたを取ります。
夜間に使うことが決まっている場合
などは、あらかじめ取っておくことも
できます。

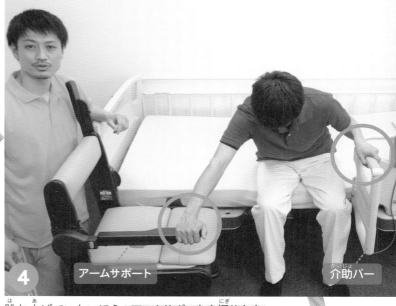

アームサポート　　　　介助バー

④

跳ね上げていないほうのアームサポートを握ります。
もう片方の手はベッドの介助バーを握ります。

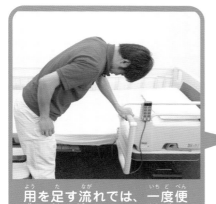

用を足す流れでは、一度便
座に座る前にズボンと下着を
下ろすことになります。
その場合は、どちらかの手
で介助バーを握ってズボンと
下着を下ろします。

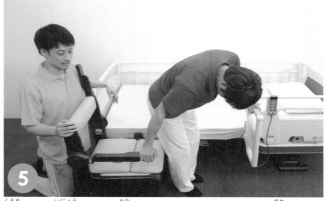

⑤

車いすに移乗するのと同じようにポータブルトイレに座ります。

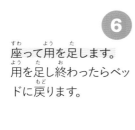

⑥

座って用を足します。
用を足し終わったらベッ
ドに戻ります。

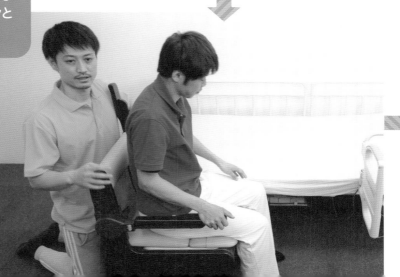

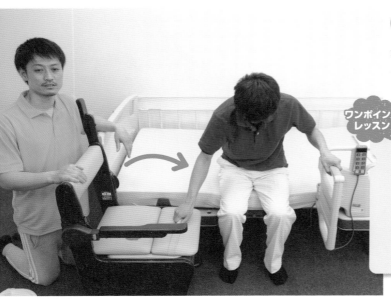

7

最後に、自分でできる方は
ポータブルトイレの座面を閉めます。

ワンポイントレッスン

静かな中では自身の排泄音を気にされる方もいます。テレビ、ラジオ、音楽などで違う音を出すなどの配慮をするといいかもしれません。

3 ベッドからポータブルトイレへの移乗 [介助量が多い場合]

介助量が多い方のベッドからポータブルトイレへの移乗を紹介します

この場合、寝ている状態からの起き上がりの介助も含まれます。

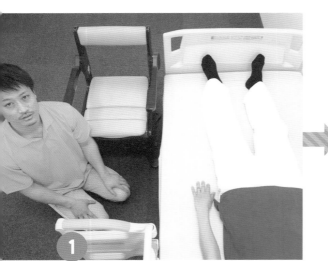

1
写真の場所にポータブルトイレがあると端坐位になるときに利用者様の足がぶつかる可能性があります。

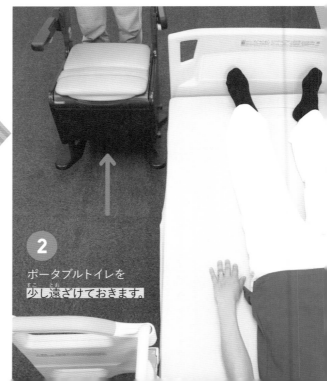

2
ポータブルトイレを
少し遠ざけておきます。

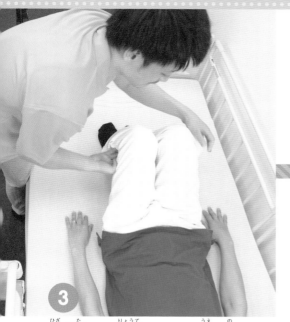

③ 膝を立てて、両手をおなかの上に乗せます。

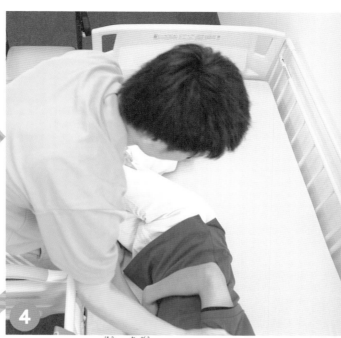

④ ポータブルトイレの方へ寝返りをします。

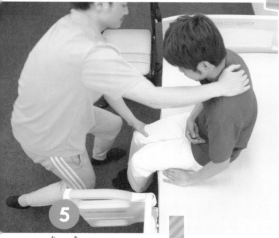

⑤ 起き上がります。

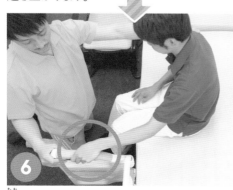

⑥ 倒れないように、
介助バーを握っていてもらいます。

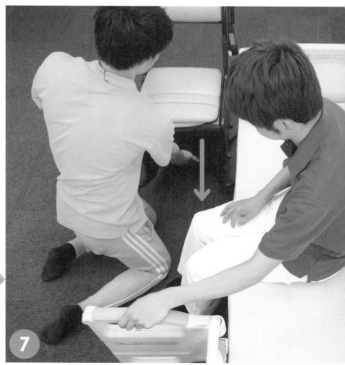

⑦ ポータブルトイレを近づけて、
ベッド側のアームサポートをはね上げます。

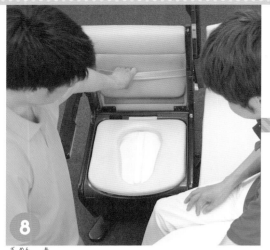

8

座面を上げます。

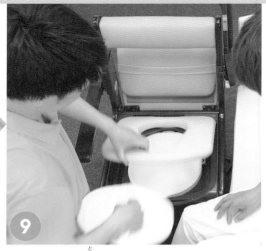

9

バケツのふたを取ります。

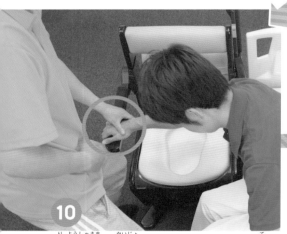

10

利用者様の介助バーをつかんでいない手で
ポータブルトイレの遠いほうのアームサポー
トをつかみます。

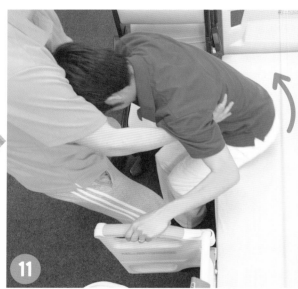

11

利用者様が前傾するように誘導し、お尻を回します。

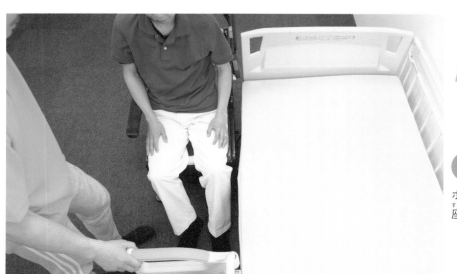

12

ポータブルトイレに
座りました。

4 ズボンの上げ下ろしの介助

ズボンと下着の上げ下ろしの説明をします

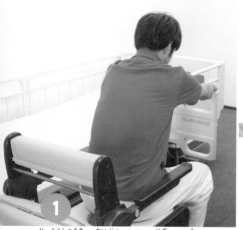

1 利用者様は介助バーを握って立ちます。

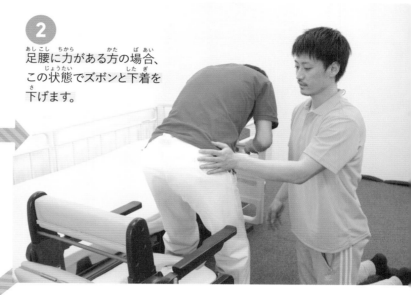

2 足腰に力がある方の場合、この状態でズボンと下着を下げます。

> ズボンを下ろしますね

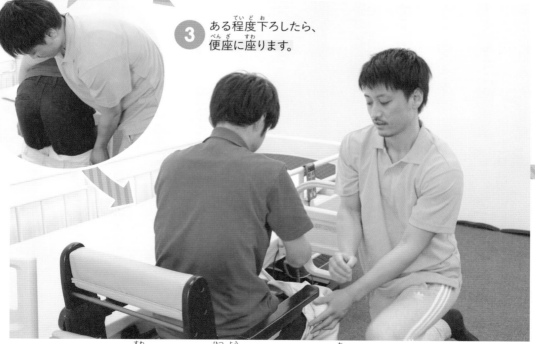

3 ある程度下ろしたら、便座に座ります。

座ってから、必要なだけズボンを下ろします。
用を足しているあいだは、膝かけを膝にかけるのもひとつの気遣いです

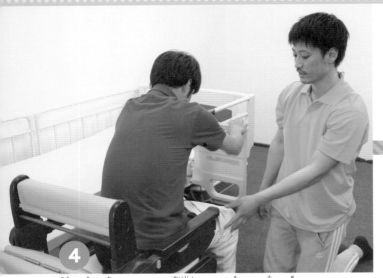

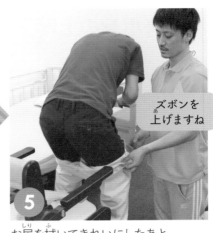

ズボンを
上げますね

4 用を足し終わったら、介助バーを持って立ち上がります。

5 お尻を拭いてきれいにしたあと、下着とズボンを上げます。

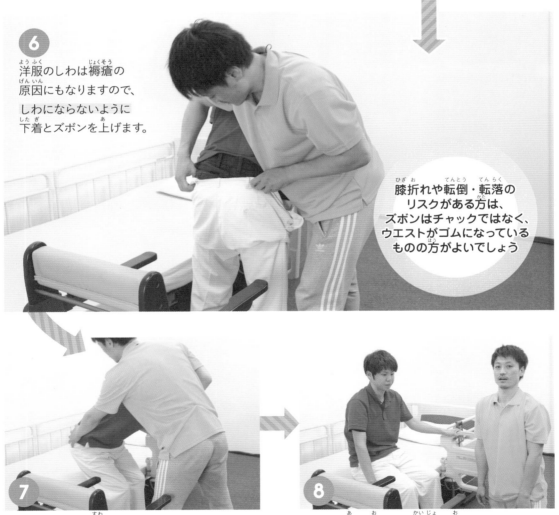

6 洋服のしわは褥瘡の原因にもなりますので、

しわにならないように下着とズボンを上げます。

膝折れや転倒・転落の
リスクがある方は、
ズボンはチャックではなく、
ウエストがゴムになっている
ものの方がよいでしょう

7 そのままベッドに座ります。

8 ズボンの上げ下ろしの介助が終わりました。

介助量が多い場合のズボンと下着の上げ下ろしの説明をします

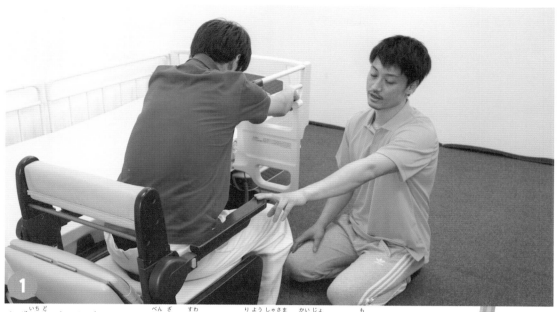

1 まず一度ポータブルトイレの便座に座ります。利用者様は介助バーを持ちます。

2 利用者様のベッドとは
反対側の脇の下にもぐり込みます。

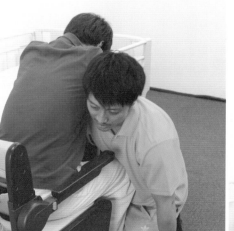

3 利用者様を背中に乗せます。
この姿勢で介助者が後ろに
引き、利用者様の頭を下げ
るようにするとお尻が持ち上
がります。

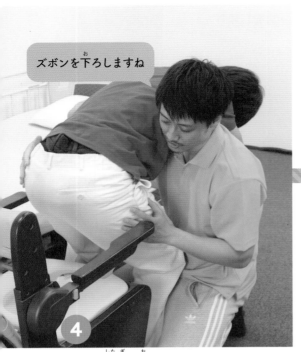

ズボンを下ろしますね

4 ズボンと下着を下ろします。

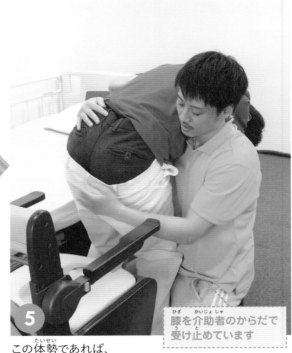

5 この体勢であれば、
利用者様に膝折れがあっても転倒には至りません。

膝を介助者のからだで
受け止めています

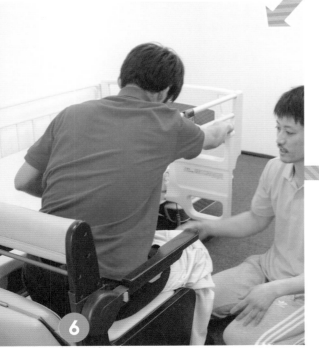

6 座って用を足します。

7 用を足し終わったら、さきほどと同様に
利用者様の脇の下にもぐり込みます。

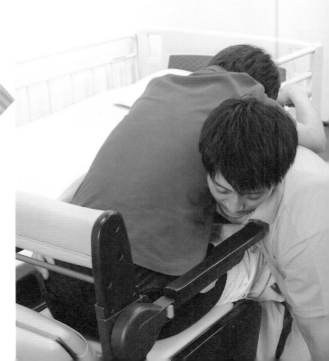

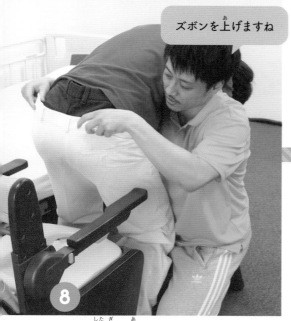

ズボンを上げますね

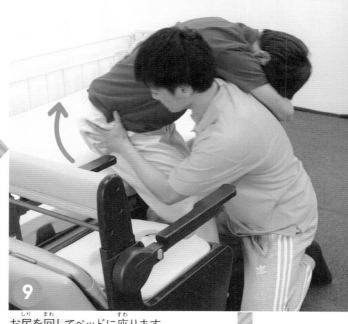

8 ズボンと下着を上げます。

9 お尻を回してベッドに座ります。

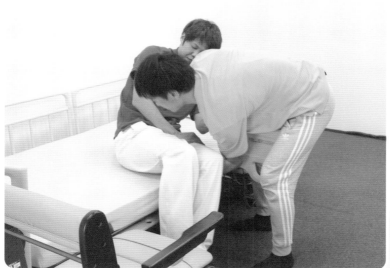

10 寝かせる介助のときにポータブルトイレに足が当たる可能性があるので、ポータブルトイレを遠ざけます。
肩甲骨を把持し、左手で足をかかえてベッドに寝かせます。

11 介助量が多い場合の説明は以上です。この介助でもズボンと下着の上げ下ろしが難しい場合はおむつの使用を検討したほうがよいでしょう。

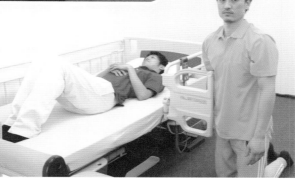

転落した人を
ベッドや車いすに戻す

転倒した人を見つけた場合は、ベッドに寝かせたり、車いすに座らせたりする前に、意識があるか痛みがあるかを確認します。
意識の状態がよくない場合や痛みがある場合は、救急車を呼びます。
その場での意識の状態が良く自分で動くことができても、後で必ず受診するようにしましょう。
また、どうしてもベッドに戻せない場合は布団を敷いて寝かせましょう。

1 転落した人をベッドに戻す方法
［自分で動ける方の場合］

転倒・転落した人をベッドに戻す方法を紹介します

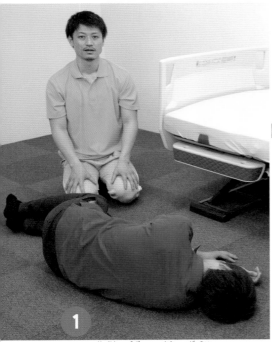

1 まず、自分で動ける方の場合です。

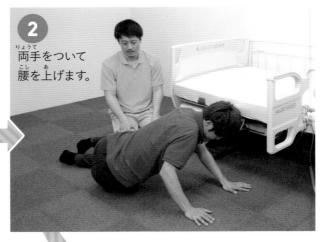

2 両手をついて腰を上げます。

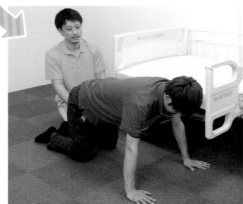

3 四つばいになります。

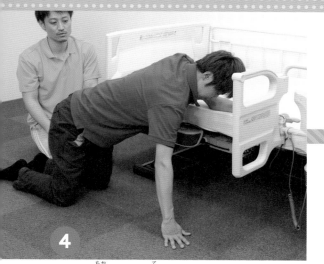

4

ベッドに近いほうの手、
この場合は左手をベッドにつきます。

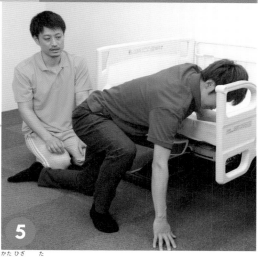

5

片膝を立てます。

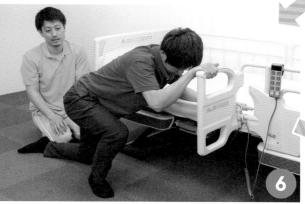

6

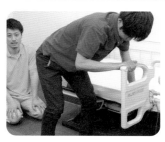

介助バーにつかまったりベッドに手をつきながら立ちます。

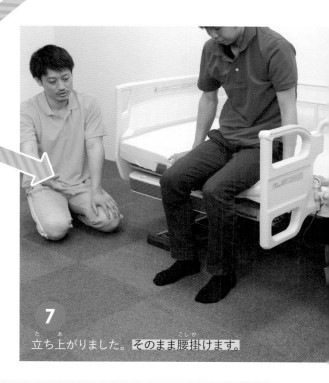

7

立ち上がりました。 そのまま腰掛けます。

ワンポイントレッスン 頻繁にベッドから転落する場合は、あらかじめベッドの高さを下げておくほうがよいでしょう。
転落の衝撃が弱まり、ベッドに戻りやすくなります。
夜中にトイレにひとりで行くような方は、ベッドを下げすぎると立ち上がりにくくなりますので、どのくらいの高さにするのかはさまざまな条件を考慮して決めます。

Q 転倒したその場で救急車を呼ばなくても
どうして後で受診しなくてはいけないの?

A 硬膜下血腫や圧迫骨折という病気等のリスクがあります。
硬膜下血腫は転倒したその場では意識やからだの動きに変わりありませんが、1週間かそれ以上経ってからさまざまな症状が出てきます。
圧迫骨折は痛みがない場合もあり、レントゲンで発見されるまで気がつかないこともあるので、「いつの間にか骨折」とも言われます。
放置しておくと、生活に大きな支障が出ますので、必ず受診をしましょう。

2 転落した人をベッドに戻す方法 [一部介助の場合]

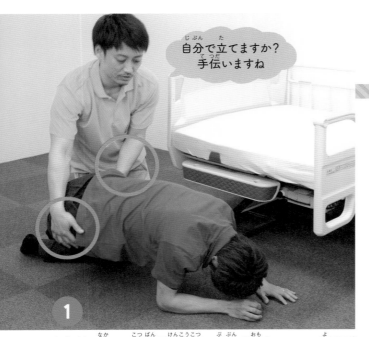

自分で立てますか?
手伝いますね

1 からだの中で、骨盤と肩甲骨の部分が重たいので、四つばいになるときに骨盤を支えるように持って手伝います。

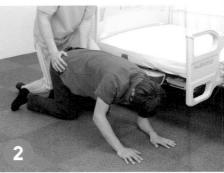

2 手を立てるときも、骨盤を持ち上げて手伝います。

手伝いますね

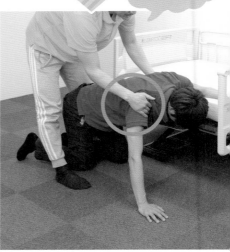

3 肩甲骨のあたりも重たいので、肩を支えながらベッドに手をつくのを手伝います。

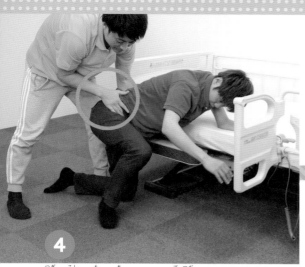

4

<ruby>次<rt>つぎ</rt></ruby>は<ruby>腰<rt>こし</rt></ruby>を<ruby>持<rt>も</rt></ruby>ち<ruby>上<rt>あ</rt></ruby>げるのを<ruby>手伝<rt>てつだ</rt></ruby>います。

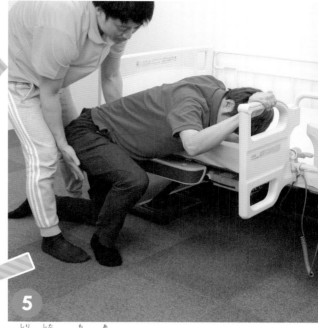

5

<ruby>お尻<rt>しり</rt></ruby>の<ruby>下<rt>した</rt></ruby>から<ruby>持<rt>も</rt></ruby>ち<ruby>上<rt>あ</rt></ruby>げるようにすると
やりやすいでしょう。

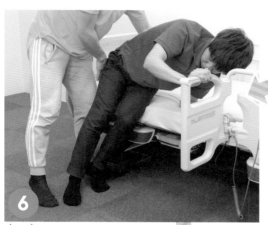

6

<ruby>立<rt>た</rt></ruby>ち<ruby>上<rt>あ</rt></ruby>がることができました。

7

このまま<ruby>寝<rt>ね</rt></ruby>るとベッドの<ruby>端<rt>はし</rt></ruby>に<ruby>寄<rt>よ</rt></ruby>って<ruby>寝<rt>ね</rt></ruby>ることになります。

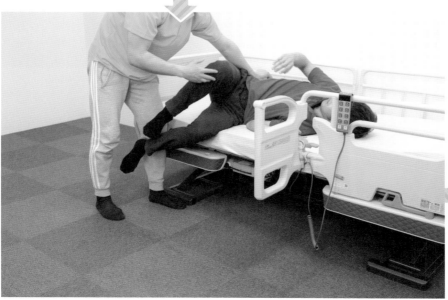

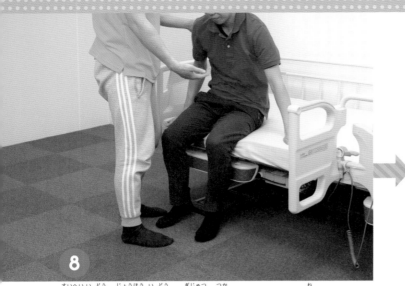

8

水平移動、上方移動の技術を使ってまっすぐに寝てもよいです
し、写真のように一度ベッドの端に座る方法もあります。

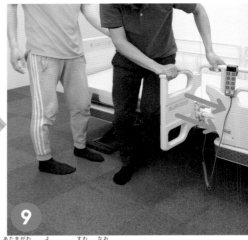

9

頭側に寄って座り直しをしてから
横になります。

3 転落した人をベッドに戻す方法 [全介助の場合]

次に全介助の場合を説明します

気分はどうですか？
私が言っていることがわかりますか

意識があるか
どうか
確認します

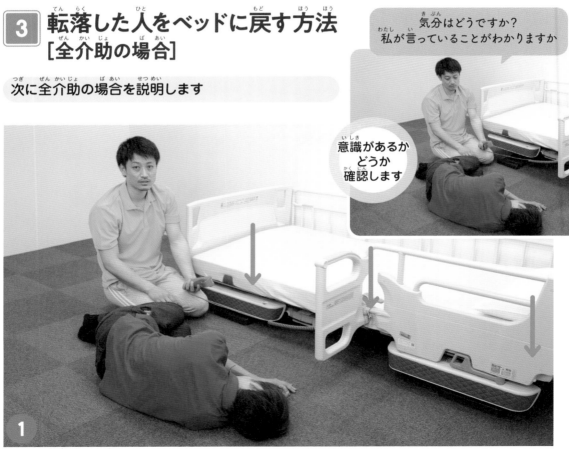

1

ベッドは一番下まで下げます。

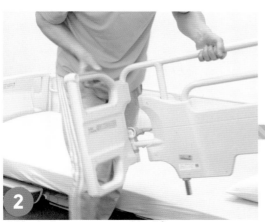

2 手前の介助バーやベッド柵は外します。

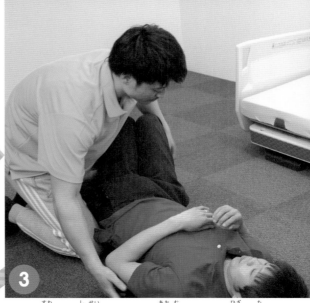

3 まず、座った姿勢にします。仰向けにして膝を立て、両手をおなかの上に乗せます。

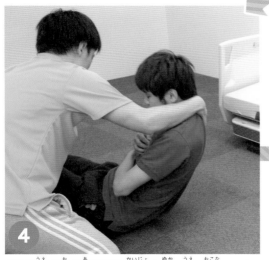

4 ベッド上の起き上がりの介助を床の上で行います。

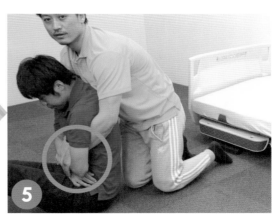

5 後ろに回って、利用者の脇の下から手を入れ利用者様の両腕を上からつかむようにします。

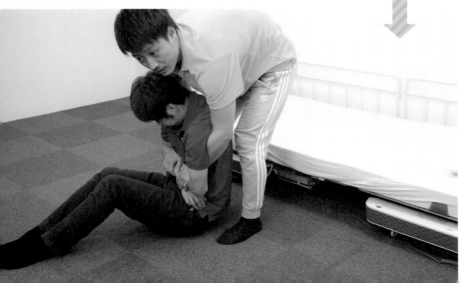

6 利用者様をベッドの近くまで引っ張ってきます。
お尻のあたりに褥瘡がある利用者様を引っ張ることはできないので、そのような場合は二人で介助します。

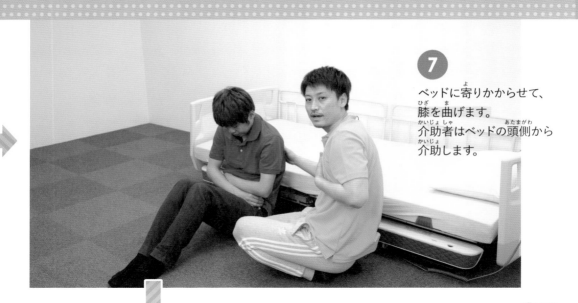

7 ベッドに寄りかからせて、
膝を曲げます。
介助者はベッドの頭側から
介助します。

膝を入れます

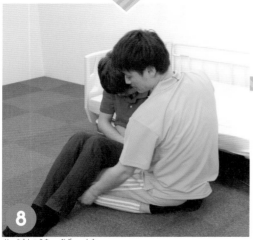

8 利用者様の膝の下のスペースに、
介助者の左足を入れます。

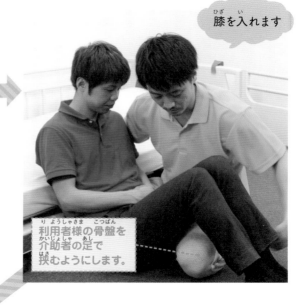

利用者様の骨盤を
介助者の足で
挟むようにします。

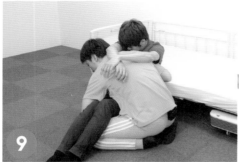

9 利用者様の脇の下にもぐり込み、
背中に乗せます。

もぐります

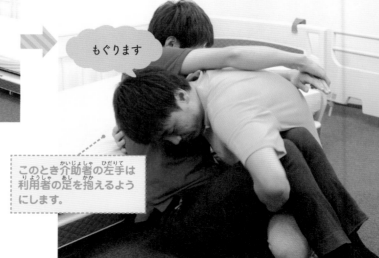

このとき介助者の左手は
利用者の足を抱えるよう
にします。

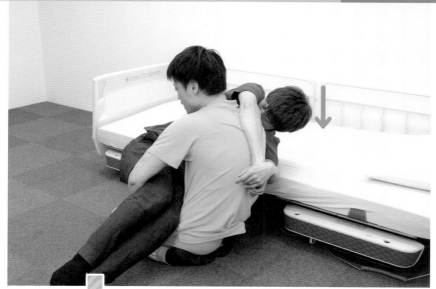

10
利用者様の頭を下げると、てこの原理でお尻が上がります。
このとき、介助者は膝を閉じます。そうすると利用者様が介助者の膝の上に乗ります。

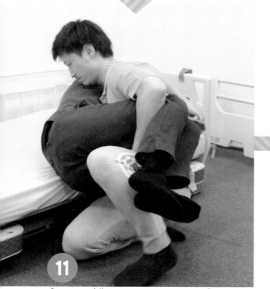

11
上げたお尻をそのままベッドに乗せます。

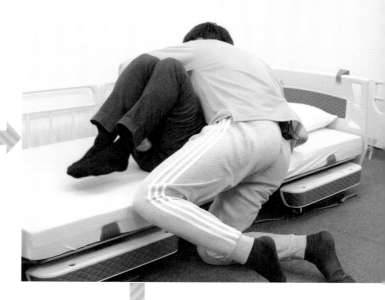

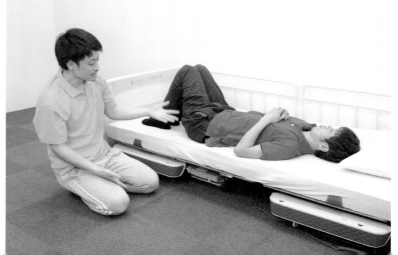

12
端に寄ってしまった場合は水平移動や上方移動でまっすぐに寝かせます。

4 転落した人を車いすに戻す方法

転倒・転落した人を車いすに座らせるやり方を紹介します

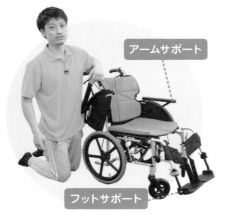

アームサポート

フットサポート

車いすはアームサポートが跳ね上がり、
フットサポートが取り外せるタイプのものを選びます。

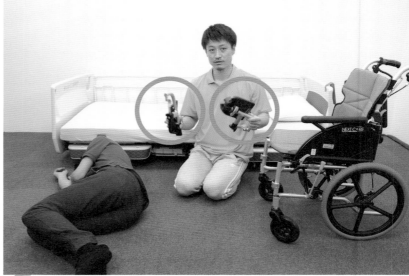

① 車いすを転落した人に近づけてお
きます。介助者がいる側のアームサ
ポートを上げます。
フットサポートを外します。

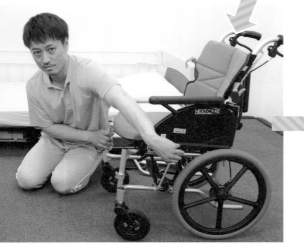

② 車いすのブレーキが左右とも
かかっているかどうかを確認します。

③ 肩甲骨の下を把持して起こします。

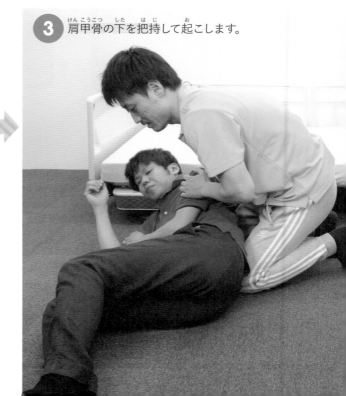

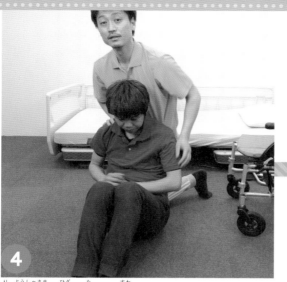

4
利用者様の膝を立てて座らせます。

車いすを利用者様の
お尻に近づけます。

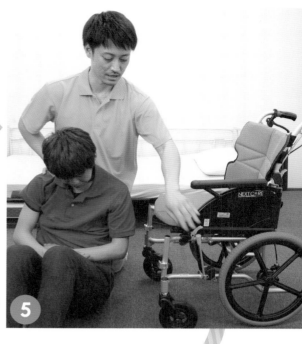

5

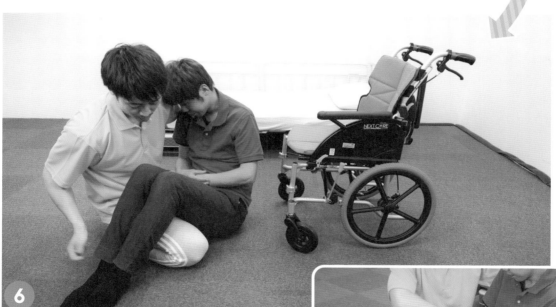

6
車いすから反対側に介助者は入り、
利用者様の膝の下の空間に車いすと
は反対の膝、今は右膝を入れます。

膝を入れます

127

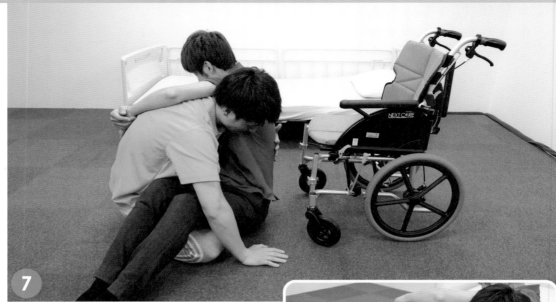

7

車いすと反対側の利用者様の脇に
もぐり込み、利用者様を背中に乗せます。

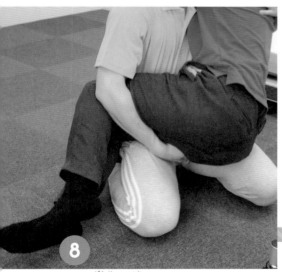

8

てこの原理を使います。
利用者様の頭を下げるとお尻が上がりま
す。お尻が上がったときに介助者が膝を閉
じると、利用者様が膝の上に乗ります。

膝を閉じます
ここがポイント

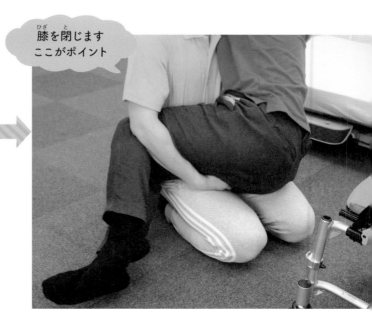

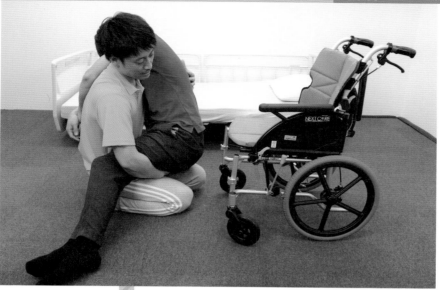

9
利用者様を膝に乗せたまま、介助者は車いすに近づきます。

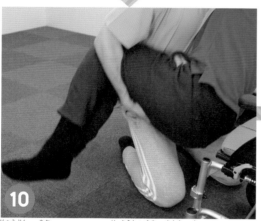

10
十分に近づいてから利用者様の頭を下げ、お尻を上げて、車いすの座面に乗せます。

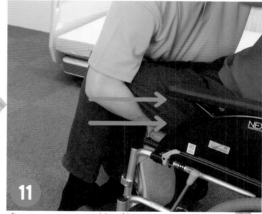

11
落ちないように、深く座らせます。

12
アームサポートを下げ、フットサポートを取り付けます。

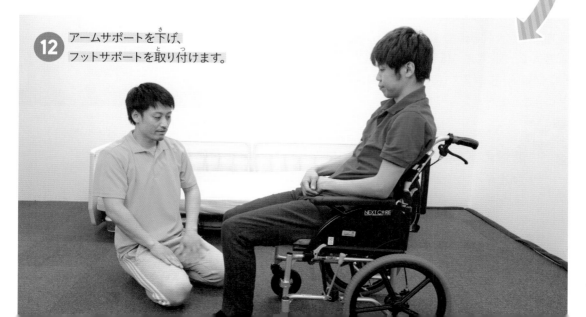

着替えを介助する

着替えの介助のポイントは「着患脱健」です。
左右のうち「悪いほうから着て、良いほうから脱ぐ」という法則です。
着替えはこのルールを常に守って行います。

1 前開きの服を自分で着る

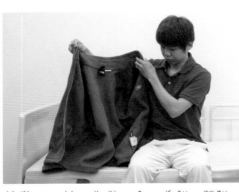

着替えについて説明します

着る服を準備します。

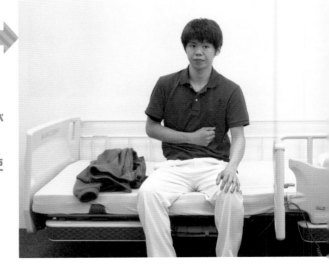

前開きの服を自分で着る場合を説明します。
今回は脳梗塞などの後遺症で右片麻痺が
ある方を想定して説明します。
脳梗塞の後遺症以外でも、けがで片手が使
えない場合も同様です。
着替えで一番覚えてほしいのは
「悪い側から着て、良い側から脱ぐ」
ということです。

ワンポイント
レッスン

着替えをするときに、下着姿になったり、はだかになることもあります。
タオルケットをかけるなどの配慮をしましょう。
また冬場などは気温が下がっていることもあるので、掛物をするととも
に、手早く着替えを終わらせるのも大切なポイントです。

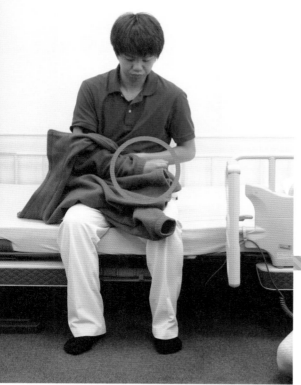

1

左手を使って右手の袖を通します。
手首が出るまで通します。

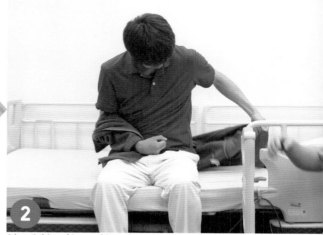

2

服を背中の後ろに回します。

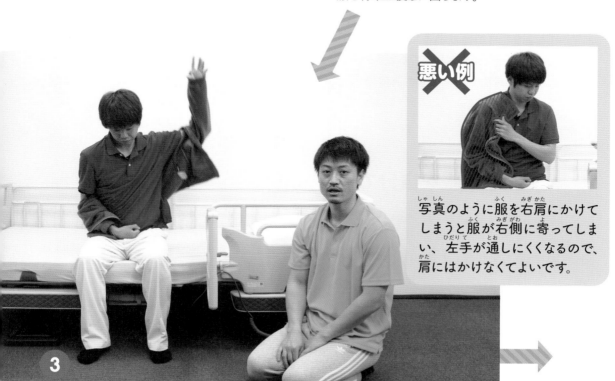

悪い例

写真のように服を右肩にかけてしまうと服が右側に寄ってしまい、左手が通しにくくなるので、肩にはかけなくてよいです。

3

後ろに回した着衣をつかみ、左手を通します。

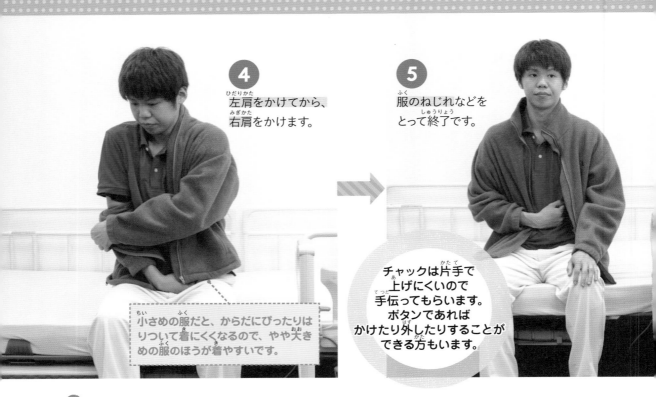

④
左肩をかけてから、
右肩をかけます。

⑤
服のねじれなどを
とって終了です。

小さめの服だと、からだにぴったりはりついて着にくくなるので、やや大きめの服のほうが着やすいです。

チャックは片手で上げにくいので手伝ってもらいます。ボタンであればかけたり外したりすることができる方もいます。

ワンポイントレッスン

洋服は小さめより大きめのほうが着やすいです。

すべてひとりで着る場合は、ボタンやチャックなどが自分でできるかどうか確認しましょう。片麻痺がある場合、上衣のチャックはかみ合わせを入れるところをひとりで行うのはかなり難しいでしょう。
おなか周りがきついズボンの場合、チャックを上げてからボタンを寄せるのが難しいのでズボンはウエストがゴムになっているものが着やすいでしょう。

---

② 前開きの服を自分で脱ぐ

今度は脱いでいきます

右片麻痺の方を想定して説明します。

脱ぐときは良いほうから
つまり、左手から脱ぎます。
口などを使って脱ぎましょう。

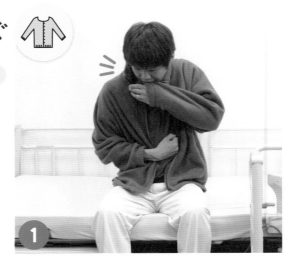

①

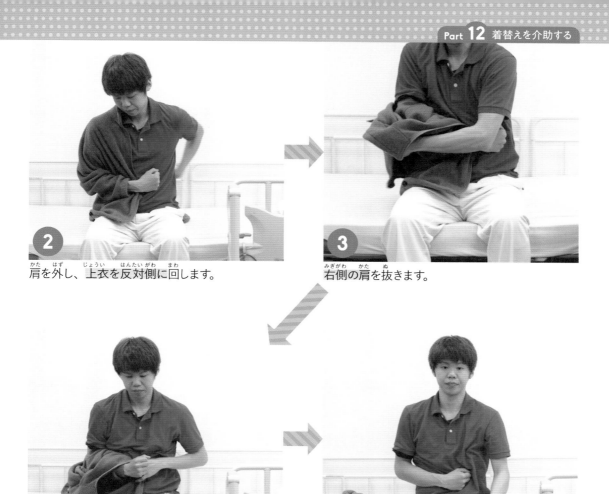

2 肩を外し、上衣を反対側に回します。

3 右側の肩を抜きます。

4 最後に麻痺側の袖を抜きます。

5 上衣を脱ぎました。

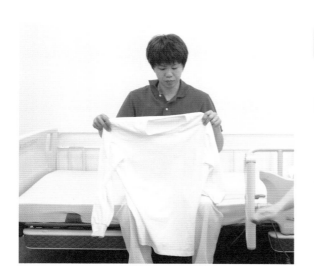

3 被り物の服を
自分で着る

被り物を着ます

前開きの服を着るよりも
やや難しくなります。
右片麻痺の想定で行います。

133

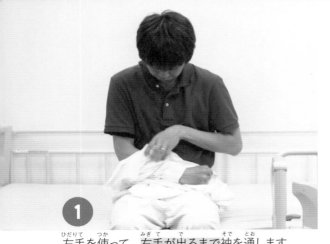

1

<ruby>左<rt>ひだり</rt></ruby><ruby>手<rt>て</rt></ruby>を<ruby>使<rt>つか</rt></ruby>って、<ruby>右<rt>みぎ</rt></ruby><ruby>手<rt>て</rt></ruby>が<ruby>出<rt>で</rt></ruby>るまで<ruby>袖<rt>そで</rt></ruby>を<ruby>通<rt>とお</rt></ruby>します。

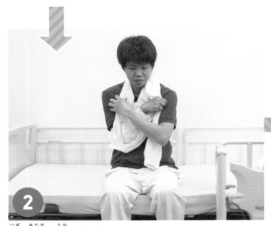

2

<ruby>次<rt>つぎ</rt></ruby>に<ruby>頭<rt>あたま</rt></ruby>を<ruby>通<rt>とお</rt></ruby>します。

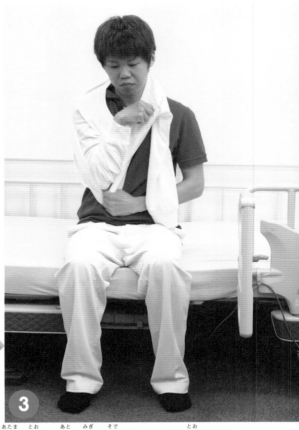

3

<ruby>頭<rt>あたま</rt></ruby>を<ruby>通<rt>とお</rt></ruby>した<ruby>後<rt>あと</rt></ruby>、<ruby>右<rt>みぎ</rt></ruby>の<ruby>袖<rt>そで</rt></ruby>をできるだけ<ruby>通<rt>とお</rt></ruby>します。
そうしておくと<ruby>後<rt>あと</rt></ruby>で<ruby>服<rt>ふく</rt></ruby>を<ruby>整<rt>ととの</rt></ruby>えやすくなります。

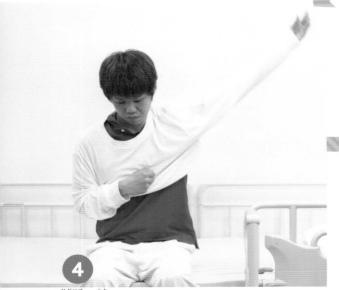

4

<ruby>左<rt>ひだり</rt></ruby><ruby>手<rt>て</rt></ruby>を<ruby>通<rt>とお</rt></ruby>します。

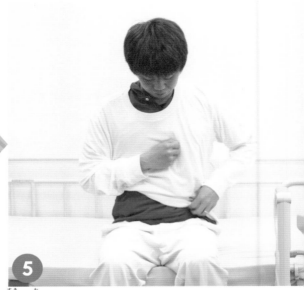

5

<ruby>裾<rt>すそ</rt></ruby>を<ruby>下<rt>お</rt></ruby>ろします。

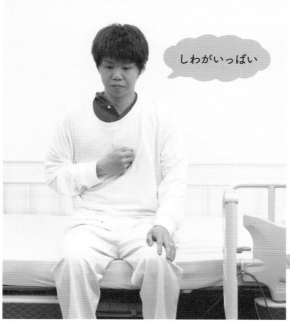

しわがいっぱい

6
写真でもわかるように、麻痺側の袖や胸のあたりに
しわやねじれがたくさんできています。
褥瘡の原因にもなりますので、できるだけとります。
首のあたりも左右均等かをチェックします。

しわを取ります

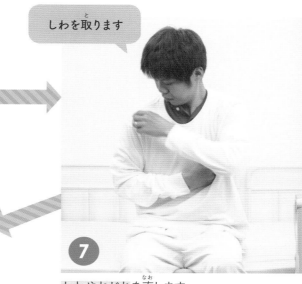

7
しわやねじれを直します。

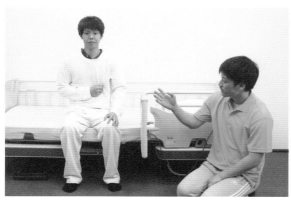

8
被り物を
着終わりました。

---

4 被り物の服を自分で脱ぐ

被り物を脱ぎます

右片麻痺の方を想定して行います。
口を使って良いほうの手から袖を抜いていきます。

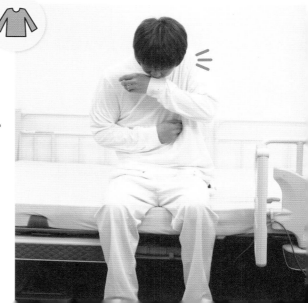

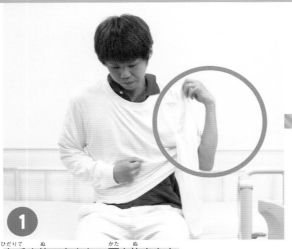

左手を抜いたあと、肩を抜きます。
写真のように肩から着衣を引っぱったり、ひじをうまく使って抜きます。

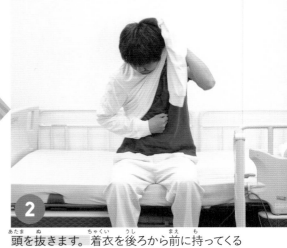

頭を抜きます。着衣を後ろから前に持ってくるようにして抜きます。

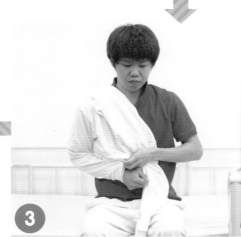

脱いだ物を整えます。
下に着ている服に
しわが寄っている時は
しわをとります。

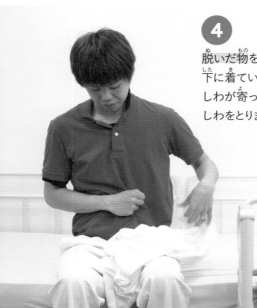

頭が抜けたら、麻痺側の袖を抜きます。

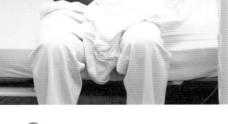

脱ぎ終わりました。

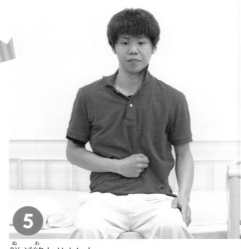

ワンポイントレッスン
下着の上にシャツなどを着る場合、シャツのしわだけでなく下着のしわもとるようにします。
皮膚への負担を考えれば、肌に直接触れている下着にしわがないことが大切であることがわかります。

5 ズボンを自分で履く

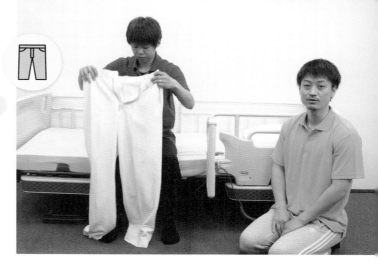

ズボンを履きます

右片麻痺を想定します。
右足が動きにくく、右手が使えません。

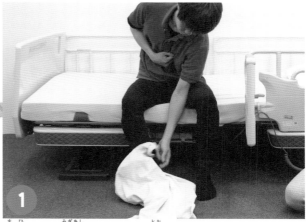

1 麻痺のある右足からズボンを通します。

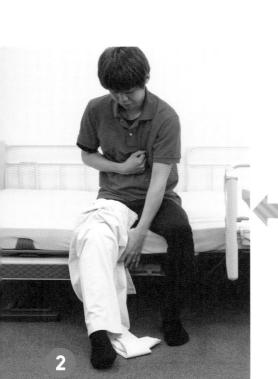

2 足首が通るまで通します。

4 ズボンを膝の上まで
引き上げます。

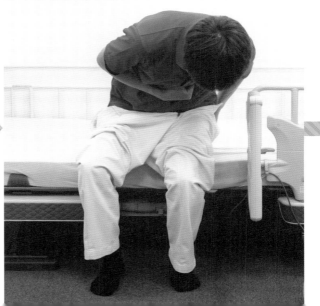

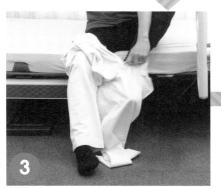

3 左足を通します。

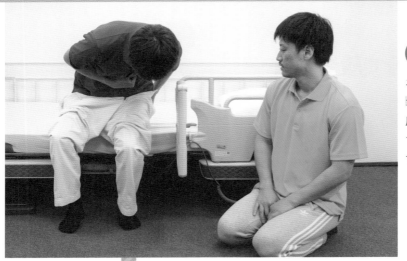

⑤

お尻を左右順番に浮かせながら腰を通します。
麻痺側のお尻は通しにくいので、あせらずゆっくり行います。

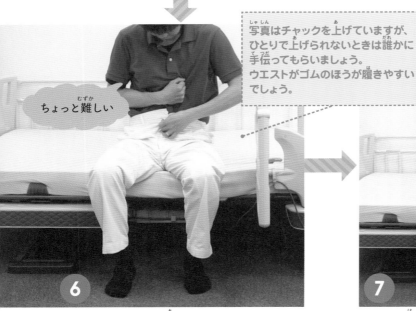

ちょっと難しい

写真はチャックを上げていますが、ひとりで上げられないときは誰かに手伝ってもらいましょう。
ウエストがゴムのほうが履きやすいでしょう。

⑥

ウエストまでズボンを上げます。

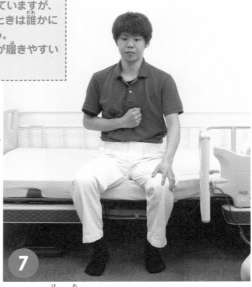

⑦

ズボンを履き終わりました。

6　ズボンを自分で脱ぐ

ズボンを脱ぎます

右片麻痺を想定します。
チャックを下ろします。
チャックを下ろすのが難しい場合は手伝ってもらいます。

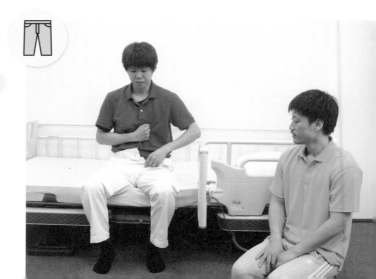

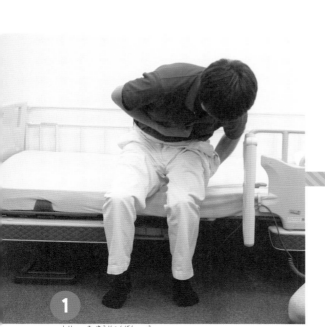

1 お尻を左右順番に浮かせながら、
ズボンをお尻から抜きます。

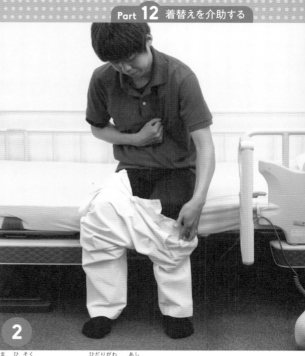

2 麻痺側ではない、左側の足をズボンから
抜きます。

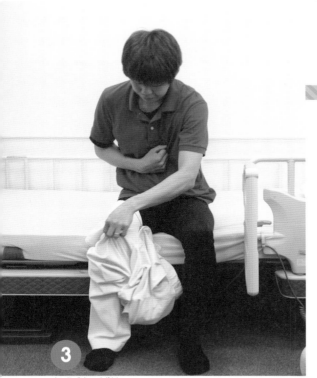

3 麻痺側の右足を抜きます。

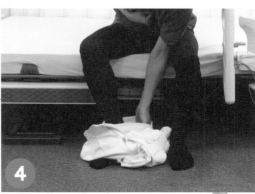

4 ズボンを足から抜き取ります。

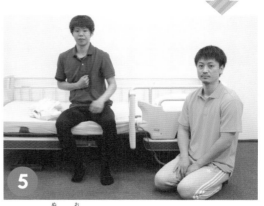

5 ズボンを脱ぎ終わりました。

7 前開きの服の介助 [着る]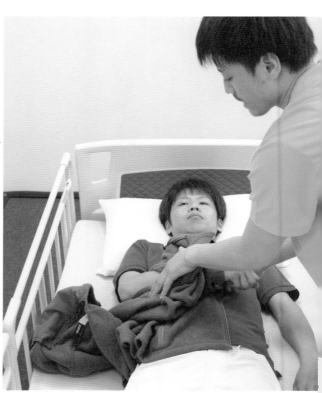

前開きの服の介助をします

右片麻痺の想定で説明します。

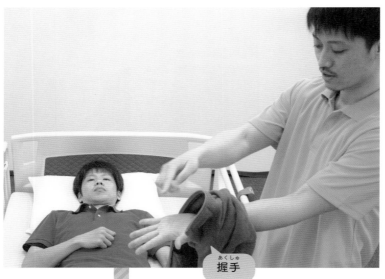

握手

1

介助する場合も、麻痺がある側から通していきます。
介助者は袖の反対側から手を通します。
手首がすっかり出るまで通します。
介助者の袖を通した手と、利用者様の麻痺側の手で握手します。

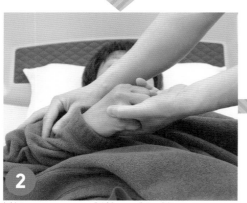

2

握手をしたまま、袖口まで袖を通します。
こうすることによって洋服が利用者様の手指にひっかからず、皮膚への負担もなくなります。

3

袖はひじまで通す必要はありません。
通しすぎると、この後着にくくなります。

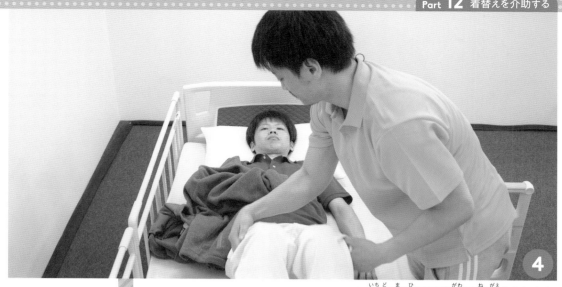

ここで一度麻痺のない側に寝返りをうちます。

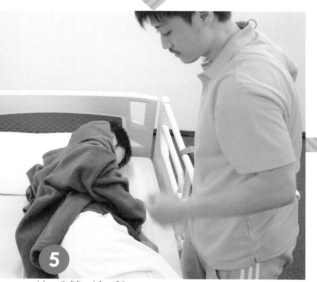

5 服を背中の下に集めます。

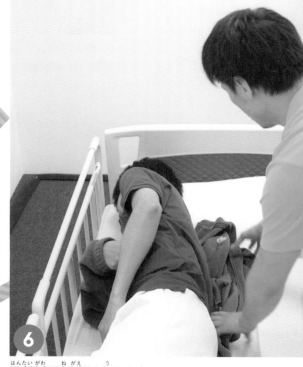

6 反対側に寝返りを打ちます。

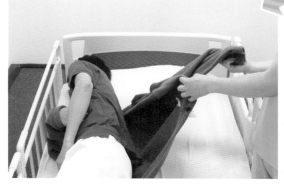

7 背中にまとめておいた服を
引き出します。

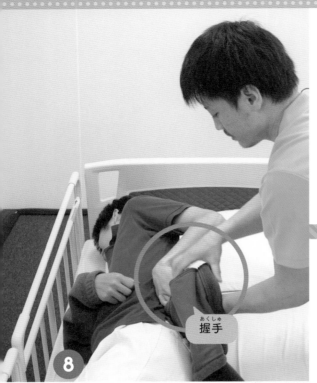

握手

⑧ 麻痺側と同じように、袖口から身ごろ側に介助者の手を通し、その手で利用者様の左手と握手します。

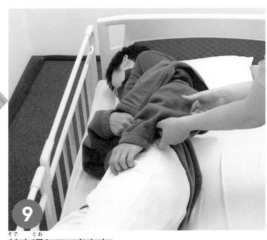

⑨ 袖を通していきます。
服の縫い目などに注意しながら、ねじれがないようにします。肩にも服をかけます。

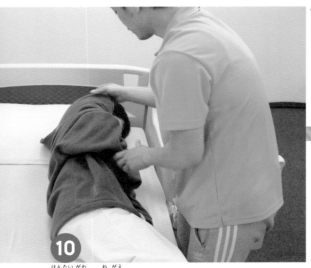

⑩ 反対側に寝返ります。
肩などの着ていなかった部分を着せます。

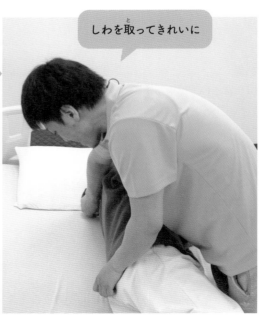

しわを取ってきれいに

⑪ 背中の洋服を伸ばし、しわを取ります。

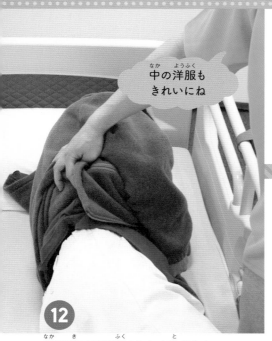

中の洋服も
きれいにね

12 中に着ている服のしわも取ります。

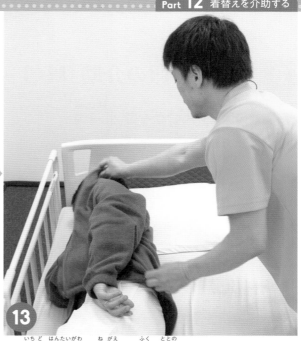

13 もう一度反対側に寝返り、服を整えます。

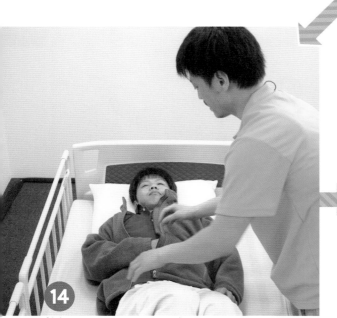

14 上向きになり、チャックを上げます。

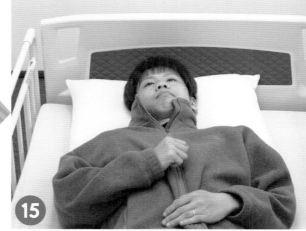

15 被り物の服の介助ができました。

**ワンポイント
レッスン** 介助での着替えをするときに、利用者様に何回か寝返りをしてもらうことに
なります。このときに介助者の都合で寝返りをせず、気分が悪くないかどう
かをこまめに利用者様に聞いて行います。

8 前開きの服の介助 [脱ぐ]

前開きの服を脱ぐ介助を説明します

右片麻痺を想定で行います。

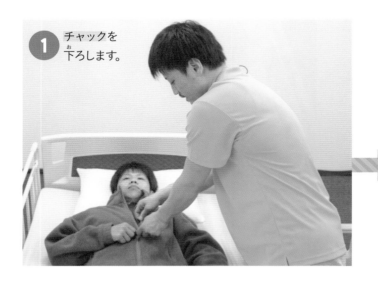

1 チャックを下ろします。

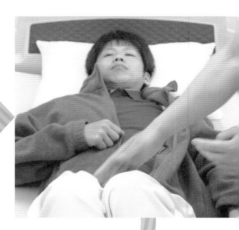

2 麻痺側ではない手、つまり左手から袖を抜くので右側に寝返ります。

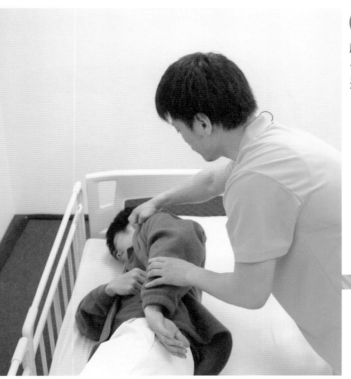

3 左手を袖から抜きます。

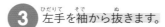

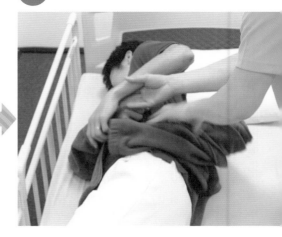

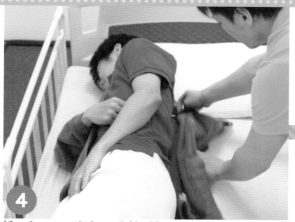

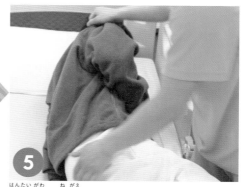

④ 袖を抜いたら、着衣を背中の下のほうに集めます。
からだに負担がかからないように平らに集めておきます。

⑤ 反対側に寝返りをします。

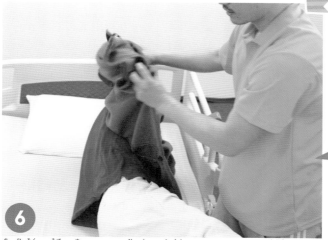

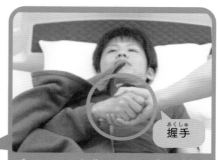

握手

着るときの介助のように手を握手して行うと、服が手指にひっかかりません。

⑥ 麻痺側の袖を抜きます。皮膚に負担をかけないように行います。

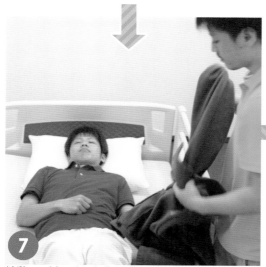

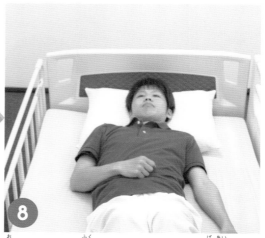

⑦ 前開きの服を脱ぐ介助が終わりました。

⑧ 終わったあと、服やシーツにしわがある場合は取ります。

9 被り物の服の介助［着る］

被り物の介助をします

右片麻痺を想定します。

被り物は頭を通しますので、
その時に通しやすいように
頭側のベッドを上げます。
頭から上げるのではなく、まず足から上げて
ずり落ちを防止してから、頭側を上げます。

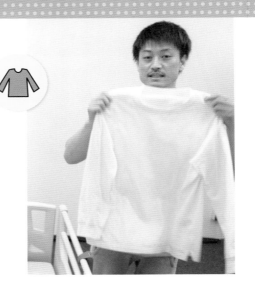

麻痺側、つまり利用者の右手から
袖を通していきます。

ベッドの頭側を
上げてあります

1

介助者は服の袖側から身ごろに向け
て手首まで通します。
前開きと違って、前後がわかりにくい
かもしれません。前後を間違えないよ
うにします。

2

握手をして袖を通して
いきます。

握手

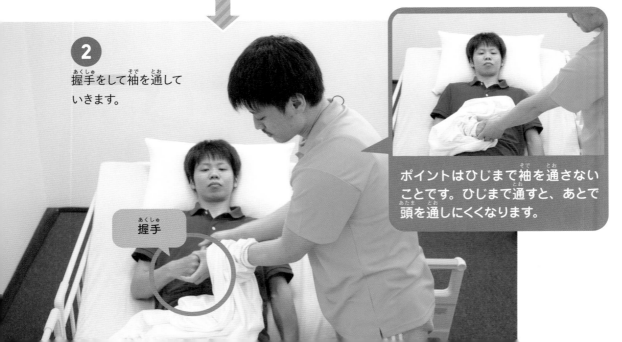

ポイントはひじまで袖を通さない
ことです。ひじまで通すと、あとで
頭を通しにくくなります。

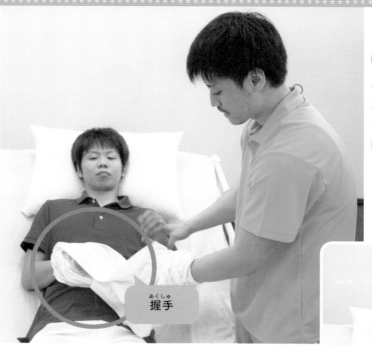

握手

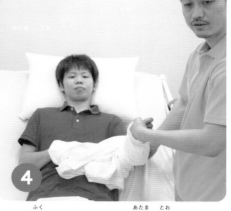

③
健側、利用者様の左手を通します。
袖口から身ごろに向って、介助者
が手を通し、その手を利用者様と
握手して通していきます。

④
ここで服のねじれがあると頭が通しにくくなる
ので、服のねじれをなくしておきます。

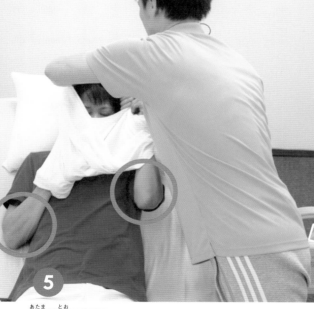

⑤
頭を通します。
写真でひじに着衣がかかっていないことがわかります。
ひじまで着衣がかかっていると着衣でひじが上方にひっ
ぱられ、頭が通しにくくなります。

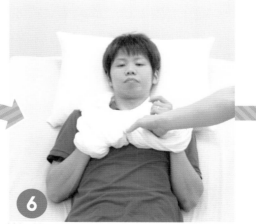

⑥
頭を通しました。

147

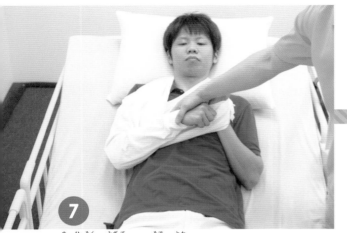

⑦ 麻痺側の右手から袖を通します。

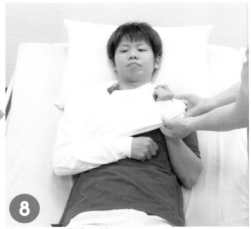

⑧ 麻痺のない左手を通します。

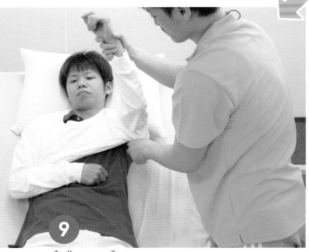

⑨ 麻痺のない手については、
写真のように手を上げて脇の下の服を下ろします。

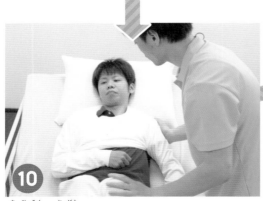

⑩ 麻痺側に寝返ります。

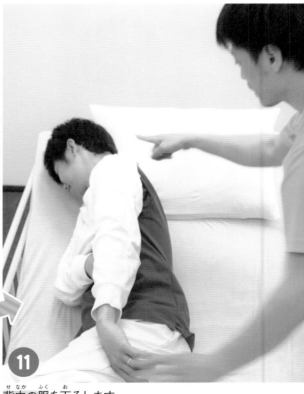

⑪ 背中の服を下ろします。
このとき、中に着ている服のしわも取ります。

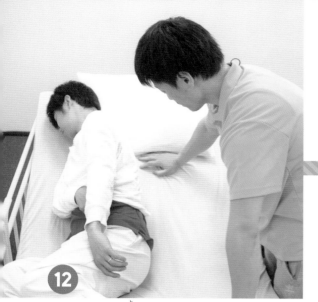

12 シーツのしわも取ります。

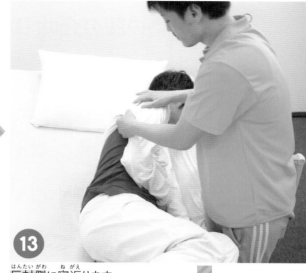

13 反対側に寝返ります。

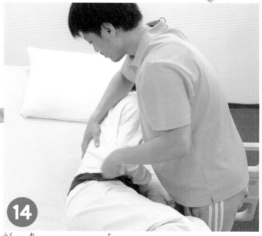

14 服を下ろし、しわを取ります。

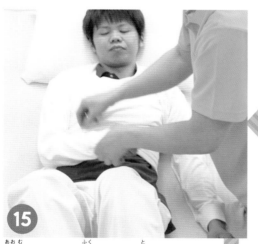

15 仰向けになり、服のしわを取ります。

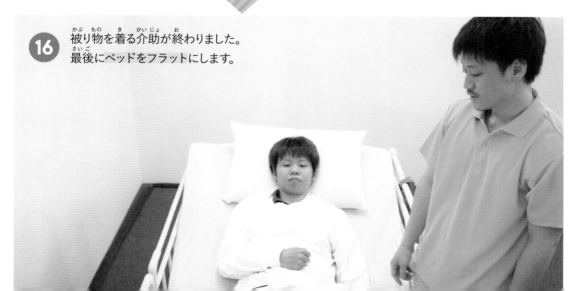

16 被り物を着る介助が終わりました。
最後にベッドをフラットにします。

10 被り物の服の介助 [脱ぐ]

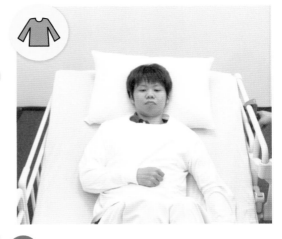

被り物を脱ぐ介助を説明します

右片麻痺の想定で行います。
着る時と同様の手順でベッドの頭側を
上げておきます。

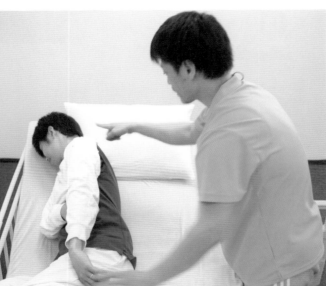

1

ほかの着替えの介助と同様、
麻痺側ではない手から抜いていきます。
この服の状態では袖が抜きにくいので、
寝返りをして、服をできるだけ上に上げて
おきます。

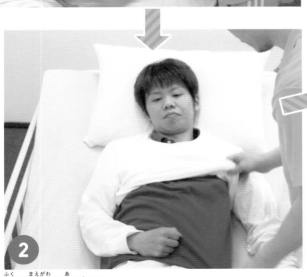

2
服の前側も上げます。

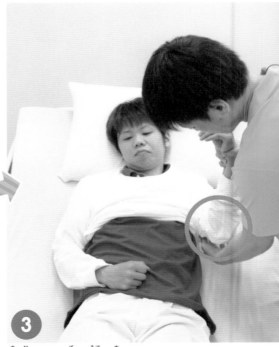

3
麻痺のない手の袖を抜きます。
ポイントはひじを曲げて袖を抜くことです。

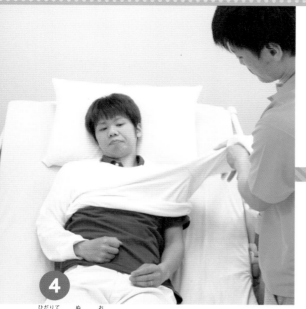

4 左手を抜き終わりました。

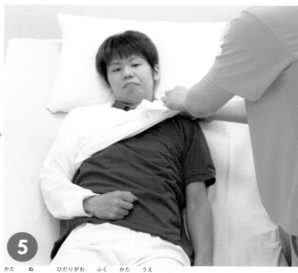

5 肩も抜いて左側の服を肩の上にまとめます。

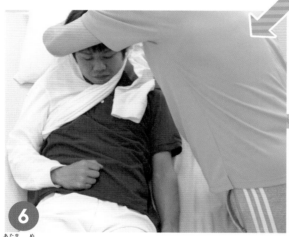

6 頭を抜きます。
着衣を後ろから前に持ってくるようにして抜きます。

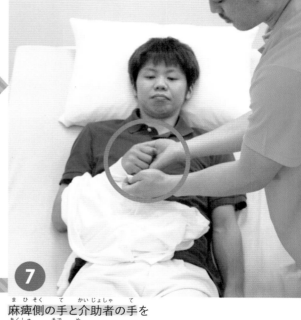

7 麻痺側の手と介助者の手を
握手して袖を抜いていきます。

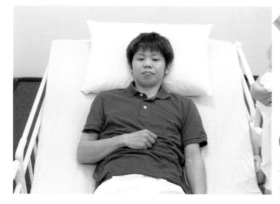

8 被り物を脱ぐ介助が終わりました。
最後にベッドをフラットにします。

11 ズボンの介助 [着る]

ズボンの着替えの介助について説明します

右片麻痺の想定で行います。

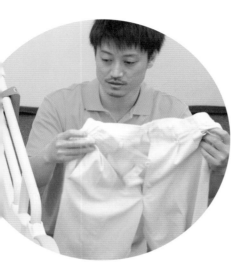

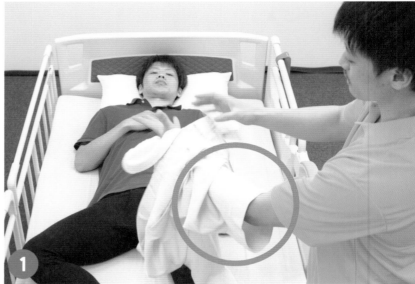

1 利用者様の右足のズボンのすそからウエストに向けて介助者の手を通します。

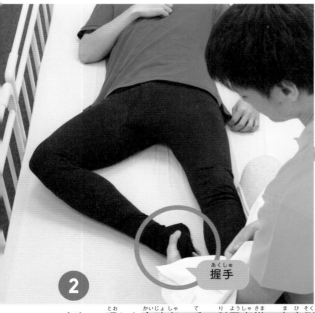

2 ズボンに通した介助者の手で利用者様の麻痺側の右足を握手します。

握手

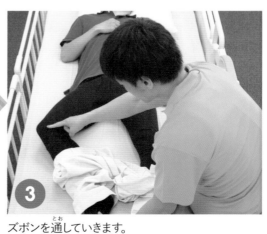

3 ズボンを通していきます。
かかとがひっかかりやすいので注意して行います。
膝まで通すと、反対側の足が通しにくくなるので、膝の下まで通します。

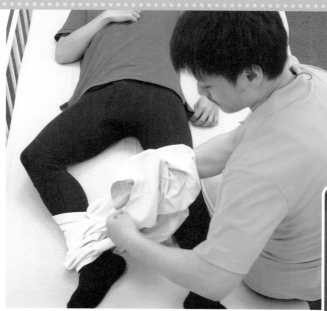

④

介助者は反対側のズボンのすそ側からウエストに向けて手を通します。

ズボンがねじれないよう気をつけましょう。写真のように一度、利き手で服をまとめてから手を通すとやりやすいです。

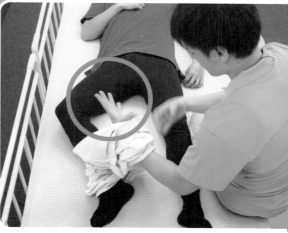

⑤

ウエスト側から手を出しました。

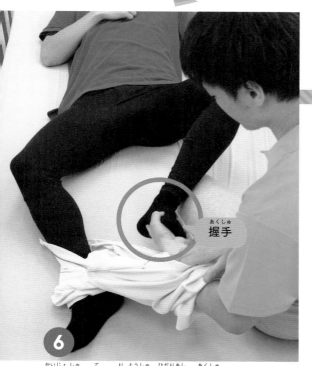

握手

⑥

介助者の手と利用者の左足を握手し、ズボンを通します。

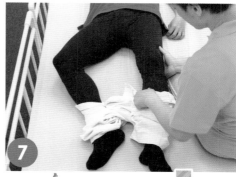

⑦

ズボンを上げていきます。

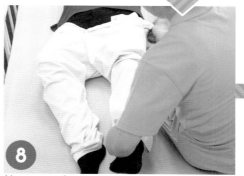

⑧

太ももまで上げます。

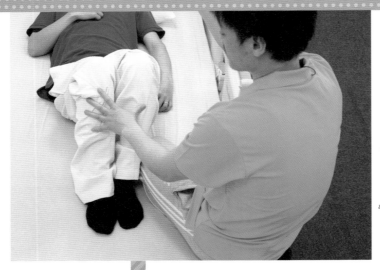

9

この後、お尻が持ち上がる方は、少しお尻を持ち上げてもらい、その間にズボンのお尻を通します。お尻が持ち上がらない方は膝を立てて、麻痺側に寝返ります。

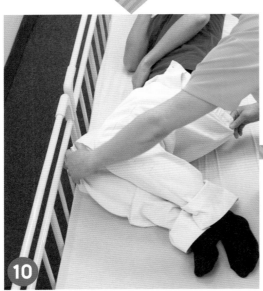

10
お尻の部分を引き上げます。

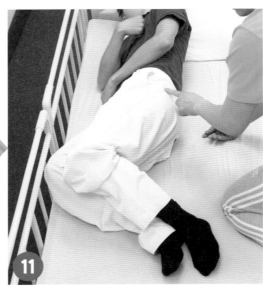

11
できるだけ上のほうまで上げておきます。

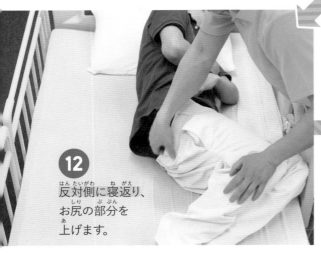

12
反対側に寝返り、お尻の部分を上げます。

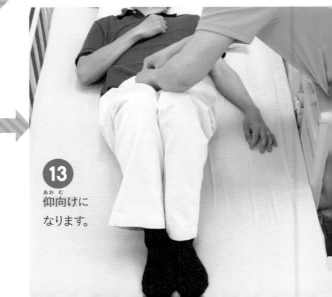

13
仰向けになります。

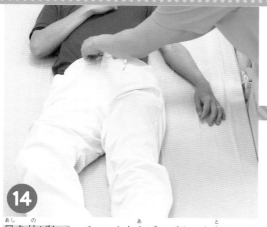

14

足を伸ばして、チャックを上げ、ボタンを留めます。

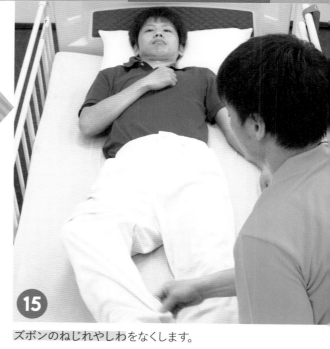

15

ズボンのねじれやしわをなくします。

16

ズボンを履く
介助が終わり
ました。

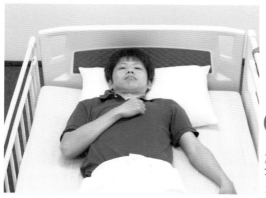

12 ズボンの介助［脱ぐ］

ズボンを脱がせるときの介助を説明します

右片麻痺の想定で
行います。

1

ボタンを外しチャックを下ろして、ズボンを下ろせるところまで下ろします。

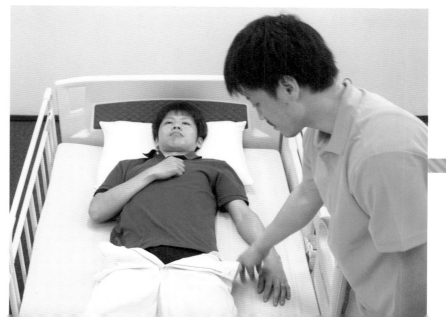

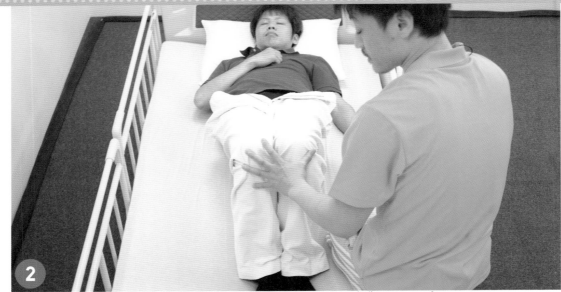

②

膝を立てて、自分でお尻が持ち上がる方はお尻が持ち上がっている間にズボンを下げます。
持ち上げられない方は麻痺側に寝返ります。

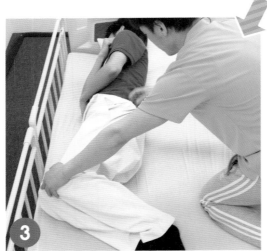

③

お尻の部分を下ろします。

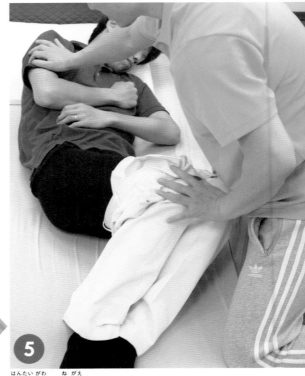

⑤

反対側に寝返り、
できるだけズボンを下ろします。

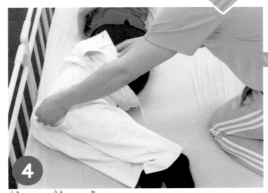

④

太ももの上まで下ろします。

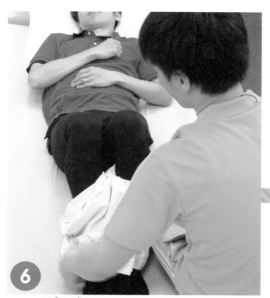

6 ズボンを抜き取っていきます。

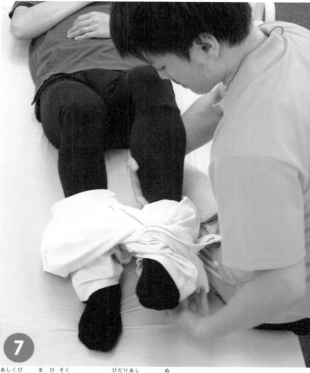

7 足首は麻痺側ではない左足から抜きます。

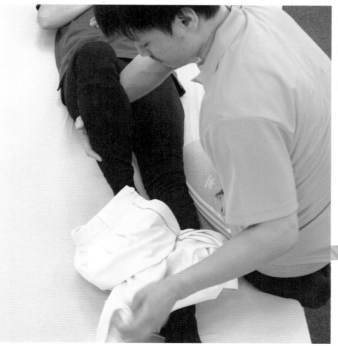

8 麻痺側の右足首を抜きます。
かかとの引っかかりが心配なときは、
足と手をつないで抜きます。

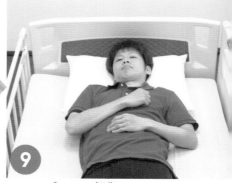

9 ズボンを脱がせる介助が
終わりました。

食事をするときの姿勢

食事を楽しい時間にするためにも、誤嚥などの事故は絶対に避けたいものです。
毎回、正しい姿勢で食べることを心がけましょう。

1 90度ルール

食事の介助について説明します

食事において姿勢は重要な要素です。
間違った姿勢で食事をすると誤嚥してむせてしまったり、
誤嚥性肺炎という肺炎を起こします。
今、利用者様はあごが前に飛び出して
円背なので、誤嚥しやすい状態です。

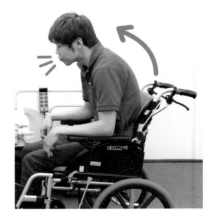

90度ルールがあります。
足首、膝、股関節がそれぞれ
90度になる姿勢で座る、というルールです。

90度ルールで
座ります

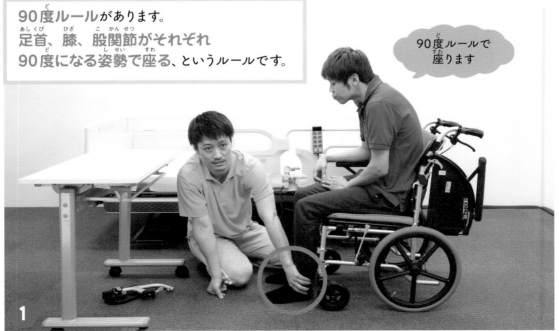

1

まず、足がしっかり床についているか確認します。かかとまで床に着けて足首が90度になるようにしましょう。

158

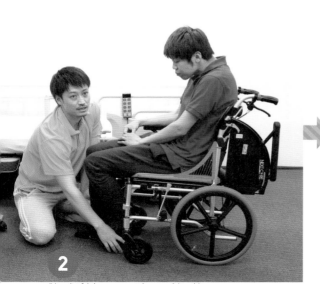

2 腰に注目します。今は、深く座っていません。

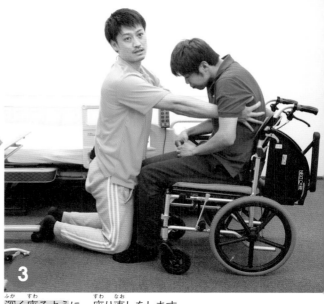

3 深く座るように、座り直しをします。

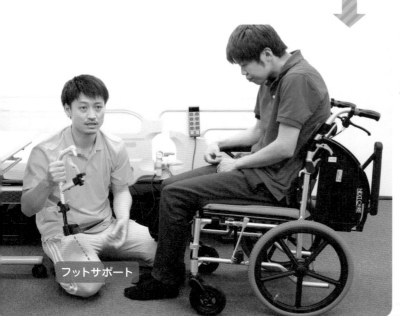

フットサポート

4 深く座り直したことによって、今度は足がやや浮く状態になりました。
車いすであれば、フットサポートの高さを調整することによって、足を適切な高さにすることができます。
また、座面が低いときは座布団を入れて高さを調節します。

5 深く座り、フットサポートを調整することにより、股関節、膝、足が90度に近づきました。

2 テーブルの高さと距離

利用者様にテーブルを近づけます

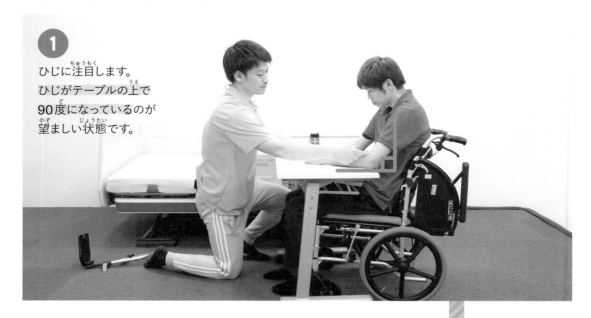

1

ひじに注目します。
ひじがテーブルの上で
90度になっているのが
望ましい状態です。

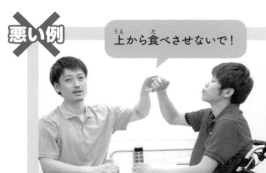

悪い例

上から食べさせないで！

テーブルが高すぎると、何を食べている
かわからなかったり、食事をこぼしてし
まったりします。
写真は上のほうから食事を介助している
状態です。テーブルが高いところにあるの
と同じような状態になるリスクがあります。

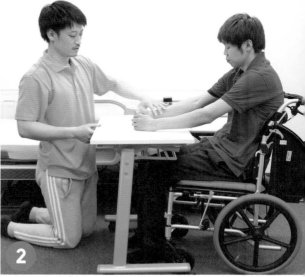

2

テーブルとの距離は、だいたいこぶしひとつが
入るくらいが理想的です。この写真はテーブル
が遠い位置にあります。

160

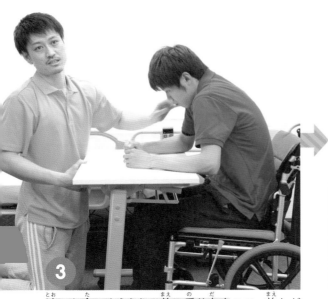

3

遠いと食べようとして前に乗り出すので、前かがみになります。

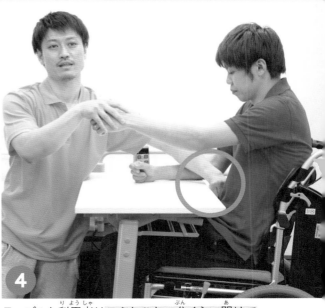

4

テーブルと利用者はこぶしひとつ分くらい開けて座りましょう。

3 ベッドでの食事の姿勢

ベッドでの食事の姿勢を説明します

これはベッドサイドテーブルといって、
ベッドに差し込んで使う福祉用具です。
高さの調節ができます。
介護保険で借りることができるので
ケアマネジャーに相談してみましょう。

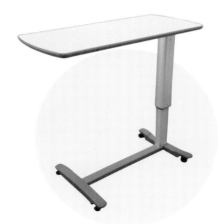

▼ ベッドサイドテーブルをベッドに差し込んだところです。

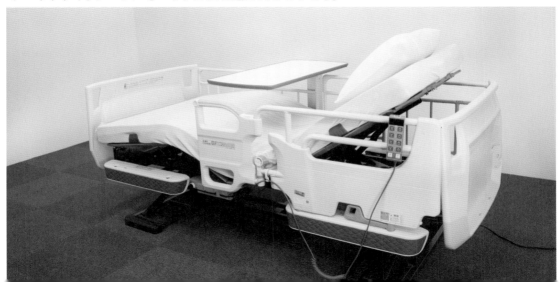

誤嚥性肺炎は厚生労働省のデータによると高齢者の死因の上位であり、食事の際の姿勢、口腔ケア、パタカラ体操などで予防しましょう。また、嚥下前、嚥下後の不顕性誤嚥なども留意しましょう。

パタカラ体操

繰り返し言うことによって、口の筋肉が鍛えられます。食事の前に何度か繰り返して、大きな声で言いましょう。

くちびるを閉じてから発声する／口の上側に舌先をつける／口の上側の奥に舌のつけ根をつける／舌を巻いて口の上側に当てる

唾液が出る場所をマッサージ

唾液が出てくるまでじわじわマッサージをしましょう。

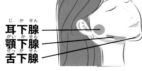

耳下腺／顎下腺／舌下腺

顎下腺マッサージ

耳の下から顎の下まで、何カ所かを順番に押す。

舌下腺マッサージ

両手の親指をそろえて顎の下から押し上げるようにする。

1

ベッドの頭側を上げます。頭から上げるとずり落ちるので、足から上げていきます。

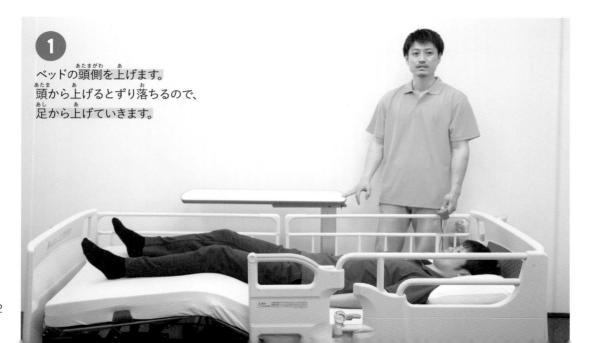

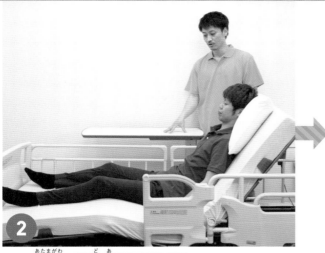

2

これで頭側が **50**度上がっています。
あごが上がっていないかを確認します。

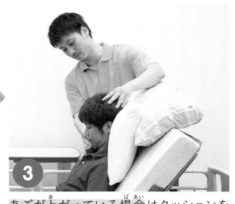

3

あごが上がっている場合はクッションを
使って、首の後ろのすきまを埋めるように
して前傾させます。

4

次に足元です。
足はしっかり接地しているほうが姿勢が安定しますので、
すき間にストレッチポールを入れました。
家にあるもので代用できそうなものを使います。

足をしっかり
つける

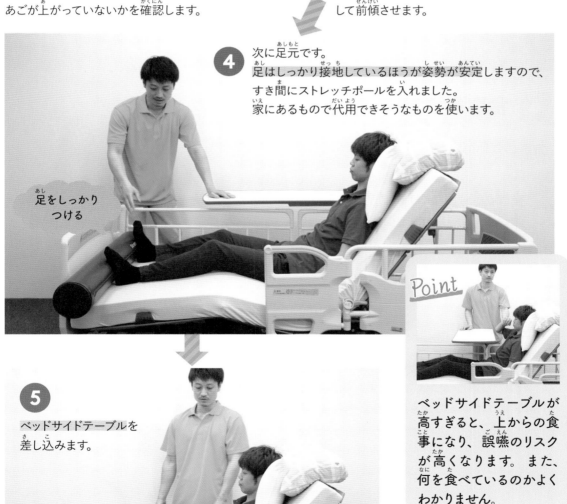

5

ベッドサイドテーブルを
差し込みます。

Point

ベッドサイドテーブルが
高すぎると、上からの食
事になり、誤嚥のリスク
が高くなります。また、
何を食べているのかよく
わかりません。

6

ひじが90度になるようベッドサイドテーブルの高さを調整します。ベッドとベッドサイドテーブルの高さを両方調整してちょうどいい高さにします。

> ベッドサイドテーブルと利用者様はこぶしひとつ分間を開けます。

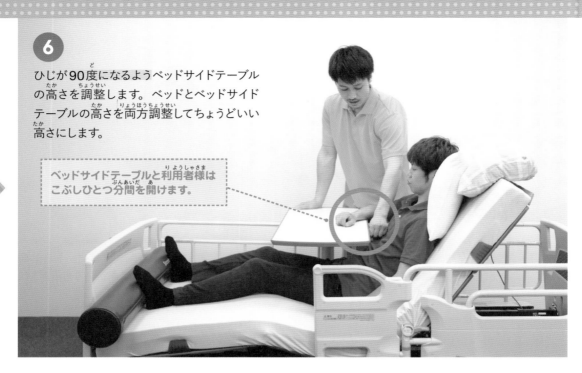

4 食事をする

食事の介助の説明です

ワンポイントレッスン 食事の介助に入りますが、飲み込む前の準備運動としてパタカラ体操や口腔体操をしたり、棒にスポンジがついている口腔ケアの道具を氷水などで冷やして舌や上あごをアイスマッサージすると嚥下の反射が促されます。このような準備をすると誤嚥のリスクは下がります。

介助者が立ったままで介助すると、上からの介助になり、利用者様のあごが上がって誤嚥のリスクが高くなります。何を食べているのかもわかりません。

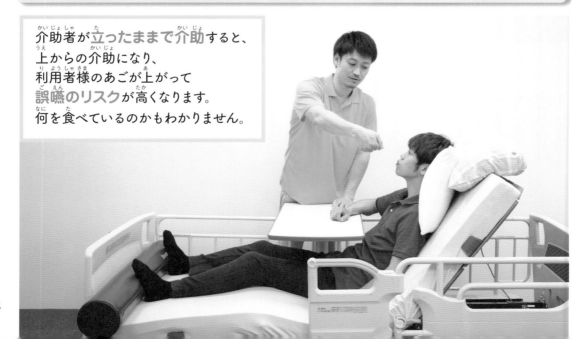

座って目線を合わせて介助します。
また、食事に集中するため、
テレビを消すなど、環境も整えます。
食事の時間が30分〜40分以上になる
と、口周りの筋肉が疲れるので、誤嚥
のリスクが高くなります。食事は30分
から40分以内で終わらせましょう。

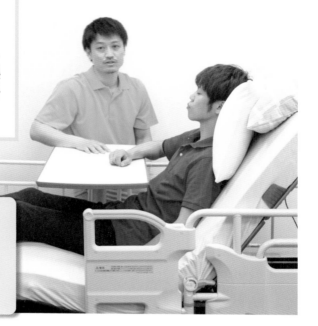

ワンポイントレッスン

**食事の前に、コミュニケーション
がとれる状態なのか確認します。
寝そうな状態で食事をすると、喉
を詰まらせたり誤嚥します。**

便利な口腔ケアグッズを使って口をきれいにしましょう

● 自分の歯がある人は歯ブラシで食べ物のかすを落とします。
● 入れ歯の人は入れ歯をきれいにしましょう。歯みがき粉は使わず、水で汚れを落とします。
● 入れ歯を出した後の口から食べ物のかすを落とします。
　スポンジブラシ、舌ブラシなどを使いましょう。
● 洗面所で歯みがきができない場合はガーグルベイズンを使います。

舌ブラシ

白い扇形のものが舌苔をこそぎ取るための舌ブラシ。

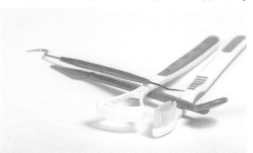

スポンジブラシ

歯がない人が使う口の中を
ぬぐうブラシ。
食事の前にスポンジブラシ
を氷水にひたしてから口の
中をマッサージすると、口
の機能が活性化されます。

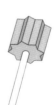

こ と ば リ ス ト （あいうえお順）

ことば	読み方	ことばの説明
圧迫骨折	あっぱくこっせつ	骨に大きな力が加わることにより、骨がつぶれてしまうこと。骨粗鬆症がある人は圧迫骨折の予備軍となることが多い。
移乗	いじょう	乗り移ること。
一部介助	いちぶかいじょ	その動作において自立レベル（ご自身でできるレベル）に近い状態でありながら、見守りや誘導、簡単なサポートが必要な状態。
円背	えんぱい	背中が丸く曲がっていること。
介護支援専門員	かいごしえんせんもんいん	介護保険サービスを利用するときに、サービスの調整を担当する専門職。ケアマネジャーとも言う。
介護保険	かいごほけん	介護保険申請をして介護度を取得した人が介護のサービスを利用するときに使う保険のこと。基本的に65歳以上の人が利用できる。
介助者	かいじょしゃ	介助を担当する人。
仰臥位	ぎょうがい	仰向けに寝る姿勢。
ケアマネジャー	けあまねじゃー	介護支援専門員のこと。
健側	けんそく	麻痺や障害等がない側のこと。また麻痺や障害等がない側の足や手のこと。
硬膜下血腫	こうまくかけっしゅ	頭蓋骨の下にある硬膜と脳の間に血液が徐々に溜まることによって脳が圧迫され、さまざまな症状が出る病気。
座位	ざい	座った姿勢。
坐骨結節	ざこつけっせつ	坐骨の下のほうにある突起。
褥瘡	じょくそう	「床ずれ」とも言う。皮膚の弱い部分に圧力等がかかり、傷が深くなって治りにくくなっている状態。栄養不足も深く関係している。
全介助	ぜんかいじょ	その動作において全面的に介助が必要な状態。
側臥位	そくがい	横向きに寝る姿勢。
端坐位	たんざい	足を下ろして座った姿勢。
半介助	はんかいじょ	一部介助よりもサポートが必要な状態。
不顕性誤嚥	ふけんせいごえん	誤嚥をした後、むせたりなどの症状がない状態のこと。放置しておくと誤嚥性肺炎になるリスクがある。
麻痺側	まひそく	麻痺がある側のこと。また麻痺がある側の足や手のこと。
理学療法士	りがくりょうほうし	英語ではPhysical Therapistで、介護の現場では省略してPTと言う。基本的動作能力を回復させたり、高めることを仕事としている。この本に登場して介助の説明をしているふたりは理学療法士。
利用者	りようしゃ	介護保険のサービスを利用する人、という意味で「利用者」と言う。この本においては介助をされる側の人のことを指している。

【著者】

長谷川 陽介（理学療法士）

山田 和（理学療法士）

やしのきリハビリ訪問看護ステーションで訪問看護事業を行っている理学療法士。
本施設でのサービス内容は、訪問看護、福祉用具事業の展開、YouTubeでの定期的な介護技術動画の無料配信など、多岐にわたっている。また、訪問看護の分野においては精神疾患・小児疾患にも対応しており、地元に根付いた幅広い活動を行っている。

やしのきリハビリ訪問看護ステーション

https://www.やしのきリハビリ訪問介護.com/

〒570-0011

大阪府守口市金田町2丁目57-6 Kプラザ守口101号室

代表：長谷川陽介

【写真・撮影協力】パナソニックエイジフリー介護チェーン

◎ アスクユーザーサポートのご案内

乱丁、落丁、動画の不具合がございましたら、ユーザーサポートまでご連絡ください。
許可なしに転載・複製することを禁じます。

アスクユーザーサポートセンター：support@ask-digital.co.jp

◎ 本書に関するお問い合わせは下記までお願いします。

web
アスク出版公式サイト
「お問い合わせ」「読者アンケート」
https://www.ask-books.com/support/

スマホ
書籍の
お問い合わせ

読者
アンケート

動画つきで一目でわかる　家庭の介護

からだをいたわる介護術

2023年11月30日　初版 第1刷発行

著者	長谷川陽介、山田和
発行者	天谷修身
発行	株式会社アスク 〒162-8558 東京都新宿区下宮比町2-6 TEL：03-3267-6864　FAX：03-3267-6867 URL：https://www.ask-books.com/
装幀・本文デザイン・DTP	藤原由貴
編集	アスク　事業開発部
動画撮影・制作	アスク　映像事業部
印刷・製本	日経印刷株式会社

ISBN 978-4-86639-694-1　　　　　　　　　　　　　　　　Printed in Japan